光华"攀登计划"系列丛书

口腔基础研究导论

Success to Craniofaciodental Research

主　　审　陈谦明

主　　编　陈泽涛

副 主 编　林正梅

编　　者（以姓氏笔画为序）

王　彦　王　智　王　焱　许俊卿

陈小冰　陈泽涛　林正梅　洪　筠

夏　娟　阎　英　黎　琳

主编助理　刘冠琪

编者单位　中山大学光华口腔医学院

U0212315

人民卫生出版社

图书在版编目（CIP）数据

口腔基础研究导论/陈泽涛主编. —北京：人民
卫生出版社，2020

ISBN 978-7-117-29325-9

Ⅰ．①口… Ⅱ．①陈… Ⅲ．①口腔科学 Ⅳ．①R78

中国版本图书馆 CIP 数据核字（2020）第 043635 号

| 人卫智网 | www.ipmph.com | 医学教育、学术、考试、健康，购书智慧智能综合服务平台 |
| 人卫官网 | www.pmph.com | 人卫官方资讯发布平台 |

口腔基础研究导论

主　　编：陈泽涛

出版发行：人民卫生出版社（中继线 010-59780011）

地　　址：北京市朝阳区潘家园南里 19 号

邮　　编：100021

E - mail：pmph @ pmph.com

购书热线：010-59787592　010-59787584　010-65264830

印　　刷：三河市潮河印业有限公司

经　　销：新华书店

开　　本：787 × 1092　1/16　　印张：9　　插页：4

字　　数：225 千字

版　　次：2020 年 4 月第 1 版　2021 年 4 月第 1 版第 2 次印刷

标准书号：ISBN 978-7-117-29325-9

定　　价：45.00 元

打击盗版举报电话：010-59787491　E-mail：WQ @ pmph.com

质量问题联系电话：010-59787234　E-mail：zhiliang @ pmph.com

主审简介

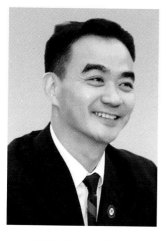

陈谦明

口腔临床医学博士，遗传学博士后，四川大学华西口腔医（学）院二级教授、主任医师、博士研究生导师。现任四川大学华西口腔医（学）院常务副院长，国家口腔疾病临床医学研究中心主任，口腔疾病研究国家重点实验室常务副主任。任中华口腔医学会口腔黏膜病专业委员会第五届主任委员，国务院学位委员会第六届学科评议组成员，中华口腔医学会第四届理事会常务理事，国家自然科学基金委员会医学科学部学科评议组委员，四川省口腔医学会口腔黏膜病学专业委员会第一届、第二届主任委员，中国抗癌协会肿瘤光动力治疗专业委员会常务委员，国际牙医师学院（ICD）院士及中国区秘书长。

曾获教育部长江学者特聘教授、国家级教学名师奖、卫生部有突出贡献中青年专家、国家"万人计划"、第七届"全国优秀科技工作者"等荣誉称号。获国务院政府特殊津贴、国家杰出青年科学基金资助。入选人事部百千万人才工程国家级人选和教育部"新世纪优秀人才支持计划"。国家自然科学基金创新研究群体、科技部创新人才推进计划重点领域创新团队、教育部"长江学者和创新团队发展计划"创新团队带头人。

担任国家规划教材《口腔黏膜病学》（第3版、第4版、第5版）主编，《中华口腔科学》（第2版）分篇"口腔黏膜病学"主编，《李秉琦实用口腔黏膜病学》常务副主编，我国第一部《口腔分子生物学》主编，SCI收录期刊 International Journal of Oral Science 执行主编，国家核心期刊《华西口腔医学杂志》主编，《中华口腔医学杂志》第七届、第八届编辑委员会委员，口腔医学领域权威期刊 Oral Disease 等编委。

主要研究方向是口腔黏膜疾病的病因与防治，发表SCI论文百余篇。获中华口腔医学会科技奖一等奖、教育部科技进步一等奖等11项科技奖项。领导了"口腔白斑病的 p53 基因治疗""口腔黏膜潜在恶性疾患的诊断新生物标志"等临床新业务的开展。分别主持并完成了"氨来呫诺贴膜""氨来呫诺贴片""氨来呫诺糊剂"三个独立的治疗复发性阿弗他溃疡的多中心、随机、双盲临床观察试验。促进了氨来呫诺制剂成功引进中国市场，使其成为中国复发性阿弗他溃疡患者的常用备选治疗药物和制剂。牵头制定了国家行业标准《口腔白斑病新的定义与分级标准（试行）》，起草了《口腔白斑病诊疗指南（试行）》等。

主编简介

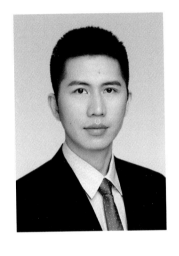

陈泽涛

    中山大学光华口腔医学院研究员、博士研究生导师，中山大学科学研究院基地管理处副处长，广东省牙颌系统修复重建技术与材料工程技术研究中心副主任。担任中华口腔医学会口腔生物医学专业委员会委员，广东省口腔医学会口腔种植学专业委员会委员，中国生物材料学会青年委员会委员，广东省青年联合会委员。入选国家海外高层次人才计划引进计划、广东省"珠江人才计划"青年拔尖人才。

    2012 年毕业于中山大学光华口腔医学院，获口腔临床医学(种植学)硕士学位。2015 年毕业于澳大利亚昆士兰科技大学，取得博士学位。从事口腔种植相关软硬组织再生修复的免疫机制及其调控研究，成果发表于 *Advanced Functional Materials*，*ACS Nano*，*Materials Today* 等。共发表 SCI 学术论文 36 篇，累计影响因子达 261.441。其中，通讯/并列通讯作者 9 篇，第一/并列第一作者 16 篇，影响因子大于 10 的第一作者/通讯作者 SCI 学术论文 7 篇。参编外语专著 1 部(*The Immune Response to Implanted Materials and Devices*)。申请专利 2 项，参与获批专利 1 项(已转让生物科技公司，并进行临床转化)。主持包括 ITI Research Grant 在内的国际项目 4 项，国家自然科学基金、广东省自然科学基金杰出青年项目等 5 项。获国际口腔医学青年科学家论坛明日之星奖、国际牙科研究协会(IADR)杰出青年学者奖、中华口腔医学会口腔生物医学优秀青年研究奖等奖励。

    在教学方面，致力于推动口腔基础研究的教学改革与实践。自 2016 年起，作为学院"科创育才"协会指导教师与学生科联合连续举办四届口腔科研训练营，探索以第二课堂的形式培养学生创新基础研究能力，并初步建立口腔创新基础研究能力的教学评价体系。2020 年作为课程负责人与教学科联合创建《口腔基础研究导论》课程，将创新基础研究能力的培养融入第一课堂的课程体系中。从口腔基础研究课程的建立与实践、教材的编写，到教学评价体系的构建，这一系列的教学改革工作获得了 2 项省级及 3 项校级教学类项目支持。

序

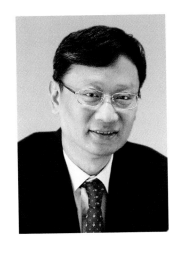

　　基础研究是揭示自然规律或社会规律，获取新知识、新原理、新方法的研究活动。基础研究源于人类探究自然奥秘的内在驱动和激情，同时也考虑其结果的实际应用性。20世纪50年代 DNA 双螺旋结构的发现，推动了生命科学领域的发展，推动了人类知识体系的创新和发展，这是研究者始料未及的。由此可见，基础研究是推动世界发展、推动人类文明进步的内在动力，是实现国家发展战略目标的重要途径。党的十九大报告明确指出：创新是引领发展的第一动力，是建设现代化经济体系的战略支撑。要瞄准世界科技前沿，强化基础研究，实现前瞻性基础研究、引领性原创成果重大突破。

　　基础研究是很好的创新平台，是重要的人才培养平台，也是高级人才的培养平台。世界上一流大学培养出来的高级人才，大多在从事基础研究。并且，往往是基础研究做得好的大学培养出来的优秀人才，最后给我们带来很多有用的技术。因此，强化基础研究的教学与训练，在一流大学本科教育体系中的重要性不言而喻。

　　陈泽涛研究员作为我院引进的海外高层次人才，根据我国口腔医学的学科特点和本科教学现状，牵头编撰《口腔基础研究导论》。本书紧密结合口腔基础科研工作实际，从科学意义与立题，文献回顾，实验设计、实验安全及实验技术，研究结果的管理与分析，科技论文的撰写与发表，学术会议与学术交流，成果的保护、转化与科技成果奖励申报，科研基金的撰写与申请，学生基础研究过程中需关注的问题及其应对，九大方面系统介绍了口腔基础研究的主要内容，将科学性、实用性与通俗性融为一体，并配以具体案例分析，以期成为有志于从事基础研究的口腔医学本科生、研究生、博士后和规培生登堂入室的敲门砖、铺路石。这也是本人乐于作序的最大原因。

　　本书从发起、编撰到成书和出版，得到了我国口腔医学知名学者陈谦明教授、人民卫生出版社各级领导和编辑的鼓励与精心指导，以及全体编者甘为人梯的支持和奉献，谨代表学院致以崇高的敬意与衷心的感谢。

程　斌

2019 年 12 月

前　言

在新时代建设创新型国家的背景下，基础研究被提到前所未有的高度。基础研究是科技发展的基石，也是创新驱动的关键。基础研究与产业化革新一脉相承，一些关键科学问题若得到解决，将加快创新性技术的突破，从而引起世界经济格局的改变和社会产业分工的调整。因此，要在世界科技与经济竞争中占据主动地位，必须将基础研究的发展视为重要的科技战略储备。中国口腔医学事业要取得突破，必须关注口腔创新基础研究的发展，培养一批既精通基础研究，又熟悉口腔临床医学的复合型创新人才，其致力于学科前沿研究，解决口腔医学学科发展中存在的关键科学问题，并将科研成果进行转化，从而推动我国乃至世界口腔医学事业的发展。

在此背景下，如何提升口腔医学生创新基础研究能力成为一个重要的命题。为此，编者所在学院举办了一系列基础研究教育活动。从 2014 年开始，开展创新人才培养计划，搭建师生学术共同体，促进本科生早期接触科研，极大推动了我院科研氛围的形成。之后，还开展了科研启蒙训练——口腔科研训练营，针对本科生学术科研所需的所有基本技能开设了训练课程。然而，在创新人才培养计划项目等早期科研教育活动的具体实行过程中，编者发现许多本科生经过本科教学培养后，对基础研究的理解仍不够充分，甚至仅存在模糊的概念，这与当前对基础研究创新能力培养的高要求不相符。并且，在培训过程中也缺乏系统教材，难以使初学者对口腔基础研究建立较为系统和全面的认知。为此，本书针对科研工作的基本内容，从科研选题、实验开展到基金申请等，系统讲述了口腔医学科研中的基本理论、基本知识、基本技能，以及口腔医学专业科研实践的方法。

口腔基础研究是一条永无止境的探索之路。本书定位为导论，意在启蒙和指引，希望能服务于口腔基础研究的初学者，尤其是本科生和研究生。通过基本概念的答疑解惑，明晰口腔基础研究的基本内涵，探索其背后更深更广的内涵和外延。同时，也希望通过本书的编写及相应课程的设立，推动口腔基础研究教学体系的完善，进而培育科研基础扎实，科研思维缜密，善于发现、思考、研究并解决口腔临床问题的业界精英，为口腔医学"双一流"学科建设贡献我们的微薄之力。

本书编者包括口腔临床医生、专职科研人员、一线教师。口腔临床医生可确保创新基础研究能力的培养立足于解决口腔临床问题，保证鲜明的口腔医学学科特色。专职科研人员可以保障基础研究能力培养的深度和广度，将前沿的基础研究理念带入本书中。一线教师可以将基础研究教学的实战经验写入本书，从学生的角度出发编写本书，极大地提高了本书的可读性。

感谢四川大学华西口腔医学院陈谦明教授在本书编写过程中给予的宝贵建议。他对口腔医学的发展及口腔基础研究的独特见解与深刻感悟给予了编者许多启发。感谢中山大学光华口腔医学院的领导,尤其是程斌院长和陈望南书记在本书编写和出版过程中的大力支持,使本书的编写工作得以顺利推动。感谢人民卫生出版社各级领导的信任及支持。感谢团队成员科研助理单正杰、米娇妹,硕士研究生张琳珺、王小双、周璇、方靖涵、叶晨、谢律、刘海雯、敖勇,博士研究生郭远龙、黄沛娜、刘润恒、陈首丞、林义雄、邹阳在本书编写过程中所付出的努力。感谢以下项目对本书出版提供的资助:广东省高水平医院建设专项、广东省高等教育教学研究和改革项目、广东省高等教育学会"十三五"规划高校青年教师高等教育学研究课题(19GYB029)、中山大学本科教学质量工程类项目和中山大学研究生教育创新计划项目。

　　为了保证本书的科学性,编者进行了大量的文献回顾。由于本书部分内容具有时效性,例如基金、项目、指南等更新速度较快,编者将截止于撰写日期的最新信息附上,以帮助读者了解相关内容,同时附上相应的网址,供读者查阅更新的信息。书中各章内容虽经编者多次审阅、修改,但由于学识有限,难免出现不足甚至疏漏,希望广大师生和读者提出宝贵意见,以便再版时更正。

陈泽涛

2019 年 12 月

目　录

第一章 绪 论

口腔基础研究是推动口腔医学发展的重要动力，必须重视口腔基础研究能力的培养。同时，基础研究能力也是口腔医学生成长成才的重要环节。本章为全书引言，首先从基础研究在口腔医学学科发展中的重要性、基础研究教学在口腔医学生成才中的重要性、学习口腔基础研究的必要性进行阐述，接下来介绍口腔基础研究的基本内容，对全书内容进行纲领性的归纳和总结，最后介绍口腔基础研究的基本学习方法，对如何学习本书提供了建议。

第一节 基础研究在口腔医学学科发展中的重要性

口腔医学因其自身鲜明的学科特点，显著区别于临床医学。牙釉质、牙本质、牙骨质是不同于骨组织的特殊硬组织，而牙髓、牙周纤维、牙龈、口腔黏膜是不同于普通结缔组织和消化道黏膜组织的特殊软组织结构。这种特殊性使口腔医学区别于临床医学成为一级学科。口腔医学源自临床医学，具有临床特色，涵盖解决临床牙体相关疾病、牙周相关疾病、牙列缺损/缺失、口腔黏膜相关疾病、颌骨相关疾病，逐步形成口腔颌面外科学、口腔修复学、牙体牙髓病学、牙周病学、口腔种植学等多个临床学科。

随着口腔临床医疗的发展，越来越多的临床科学问题产生并亟待解决。然而，由于口腔组织和结构的特殊性，基础医学的研究手段及成果不能直接应用于口腔领域。口腔基础研究必须具有本学科的特色。在解决了一批又一批口腔临床科学问题的同时，口腔基础医学逐渐形成和发展，如对龋齿、牙周病等发生机制的探索逐渐形成口腔微生物学，对修复材料的发明和优化逐渐形成口腔材料学等。口腔基础医学的范畴包括口腔组织学、口腔病理学、口腔生物化学和分子医学、口腔微生物学、口腔材料学等，既有基础医学的内涵，又有口腔医学的特色。由基础医学和口腔医学的发展相互交织，形成了新的口腔医学分支学科——口腔基础医学。口腔临床医学及口腔基础医学共同构成了完整的口腔医学学科体系。

纵观口腔医学学科的发展历程，口腔基础研究起了关键的推动作用。从1728年Pierre Fauchard出版 *Les ChirurgienDentisteouTraite des Dent*（《外科牙科医生》）确立牙科学开始，口腔医学的每一次学科进展都离不开基础研究的进步。如20世纪50—60年代，在龋病微生物学发展的基础上，研究人员发现牙齿表面牙菌斑生物膜是导致龋病发生的重要因素，因此证明了龋病是一种细菌感染性疾病。随着口腔生物化学的发展，以及食物化学组分和物理性状与致龋能力关系的研究，进一步揭示了食物在龋病发生中起的作用。口腔免疫学研究揭示了不同个体的龋易感性存在差异，而通过对牙齿解剖形态的研究也发现牙齿不同形态和位置的患龋率也有区别。这些基础研究的发现推动了龋病病因三联因素学说（细菌、食物、宿主)的建立,构成了现代龋病发病理论的基本框架,也因此促进了菌斑控制、窝沟封闭等龋病预防理念和技术的革新与发展。又如,研究牙周膜、牙骨质和牙槽骨受机械力的生物应答时,发现牵张力通过增加局部的血流和化学环境的改变,促进了细胞的成骨分化、新骨的形成,而压缩力则减少了局部的血流,引发前列腺素等因子的释放,从而促使细胞破骨分化、骨质吸收。牙槽骨受力改建的发现成为现代正畸牙移动的生物学基础,更深入的研究则发现矫治力过大会引发血供切断、玻璃样变发生、牙周膜坏死,造成牙齿移动障碍以及疼痛的产生。这些发现进一步促使临床正畸治疗中细丝轻力理念及技术的提出和发展。诸如此类,口腔基础研究推动学科发展的例子不胜枚举。

口腔基础研究通过对口腔生理病理现象的探索认知,揭示生理现象或疾病发生的机制,结合分子生物学、材料学等前沿基础研究理念,对疾病的治疗提出新理念,革新现有的治疗手段或产业技术。口腔基础研究既服务于临床,解决临床关键科学问题,又不仅限于解决临床问题,它具有前瞻性意义,可引领口腔临床前沿技术的突破。随着现代生命科学的发展,口腔基础研究的手段日渐多样,研究内容日渐丰富。口腔基础研究的内涵和外延也处在不断的发展和扩展中。因此,要以发展的眼光来理解口腔基础研究的内涵。

当代口腔医学学科的发展,更加依赖基础研究。在如今的口腔临床工作中,许多治疗方案仍存在着局限性,如复合树脂材料聚合收缩的特性常使牙体充填后形成微渗漏,继而引起继发龋的出现。在牙周治疗中,牙周组织再生也是尚未解决的热点问题。在口腔种植治疗中,如何解决骨量不足,促进骨组织再生及种植体的骨整合,亦需通过基础研究来探索解决的方案。中国口腔医学事业要取得突破,必须关注基础研究的发展。

第二节　基础研究教学对口腔医学生成才的重要性

当代科学技术蓬勃发展,通融性是突出的特点:一是表现为基础研究领域的发展与科技创新突破的上下游通融,源头创新与产业转化周期日趋缩短;二是表现为多学科的交叉融合,学科间的界限日趋模糊,学科交叉发展带来了系列颠覆性的技术革新。因此,迫切需要多元化创新型复合人才,既要有科研的广度和深度,又要注重临床转化和产业结合,多轨并进。

口腔医学是一门实践性强、交叉性强的学科,对于多元化创新型复合人才的需求更为迫切。然而,目前对口腔医学生的培养,更多注重临床思维的培养和临床技能的培训,相对忽略了基础科学研究能力的培养。在许多口腔医学生的认识中,成为一名口腔临床医生已足够。但事实并非如此,仅有临床技能已不能满足当今社会发展的需要。我国口腔科学技术目前处于高速发展时期,而基础研究相对薄弱。作为科技发展的战略储备,我国的口腔基础研究必将迎来快速的发展,这对于广大口腔医学生既是挑战又是机遇。若能抓住机会,成为新一代科研创新人才,实现基础研究的发展与产业技术的突破,将引领我国甚至世界口腔医疗技术的革新,实现我国口腔医学的跨越式发展。

因此,构建完善的口腔基础研究教育体系,培养学生创新基础研究能力,对培养多元化创新型复合人才具有重要意义。培养优秀的口腔临床科学家并非仅仅是培养合格的口腔临床医生,解决口腔学科发展中存在的关键基础科学问题,转化科研成果,推动我国乃至世界口腔医学事业的发展也是口腔医学教育的目标。

当前口腔医学教育体系通常包括基础通识课程、基础医学课程、临床医学课程、口腔基础医学课程、口腔临床医学课程、临床前实验室操作培训,以及临床实习。从理论知识学习、实验室操作训练，到临床患者操作，整个口腔临床理论和技能的教育体系十分完善，可以满足口腔临床医生的培养需求。由于口腔基础研究正处于蓬勃发展阶段，迫切需要教学资源的投入和相应教学体系的建立。当前医学教学领域里有《医学科研方法》等教材系统讲述医学科研方法，但这些教材通常从高阶专职科研人员的理解能力出发，对于入门者而言，理解难度过大，易导致获得的基础研究知识碎片化，不适合入门者学习使用。此外，这些教材与口腔基础研究的联系不够紧密，对于口腔基础研究问题的讲述篇幅过少。

由于缺少针对性的规范化口腔基础研究教材，教学方式多为授课老师口口相传。口腔医学专业本科生获取科研知识的来源多为基础医学课程，如分子生物学、病理学等相关内容。在缺乏系统科研培训的基础上，高年级本科生、低年级研究生或刚刚接触科研的年轻医生在开始进行口腔基础研究时容易出现适应不良、茫然、无所适从，甚至导致心理问题的产生。这与当前对学生科研能力的高要求存在明显的矛盾。为满足口腔学科发展对基础研究的高要求，必须有针对性地编写一部国内口腔基础研究教材，逐步建立口腔基础研究的教学体系，完善学生基础研究创新能力的培养体系。

第三节　口腔基础研究的基本内容

口腔基础研究工作的内容主要包括以下几点：首先，根据口腔临床上存在的难题，确立科学问题。其次，根据科学问题进行文献检索，评价该问题的研究现状及尚未解决的内容，确定科学假设。根据科学假设进行实验设计，采用恰当的实验技术进行假设的验证。最后，将获得的数据进行分析整理，书写成文，发表到合适的期刊，与同行共享研究成果。学术成果共享，除了通过权威期刊，还可通过学术会议等交流平台向同行汇报学术成果。对于有转化前景的成果，还应注意进行成果的保护，撰写申请专利，并进行专利的转化。此外，科研项目的开展离不开各项基金项目的支持，基金的撰写和申报也是科研工作的重要内容。

针对基础研究工作的基本内容，本书分为五个版块十个章节（图 1-3-1），五个版块分别

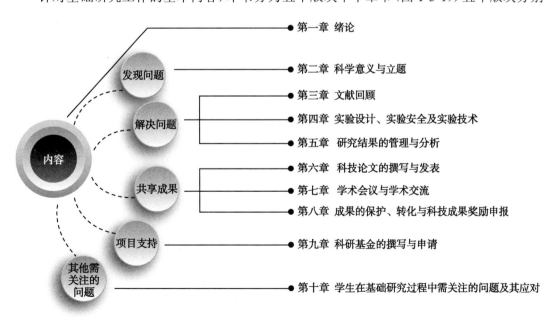

图 1-3-1　五个版块十个章节

为发现问题、解决问题、共享成果、项目支持及其他需关注的问题。系统讲述口腔基础研究的基本理论、知识和技能，并结合口腔医学学科的具体情况，讲述口腔医学科研实践方法。

一、发现问题

发现问题是科研工作的起点，有意义的选题是科研工作的"灵魂"。因此，题目设计的好坏，不仅直接影响基础科研工作的成败，还会影响科研结果的价值和意义。这一版块主要由第二章组成，重点讲述基础研究选题的基本原则和具体方法，介绍口腔基础研究的主要方向及国家在口腔领域的重点关注内容，培养学生的科研灵感，促使其在临床工作中善于发现和思考临床科学问题，进而解决问题。

二、解决问题

第二个版块包括第三章至第五章，阐述在发现科学问题后如何解决问题。这一版块分别介绍了文献回顾常用的基本检索策略、实验设计基本思路、实验室安全意识的树立、常用实验技术的介绍和学习途径、数据的管理和分析。结合口腔基础研究的具体案例，帮助学生培养解决科学问题、开展科学探索的基本文献检索能力和实验技能。

三、共享成果

这一版块的内容包括第六章至第八章，介绍科技论文的分类、科技论文的撰写和发表、期刊的评价和选择、论文各部分的写作技巧、参加学术会议的意义、如何参加学术会议、出国留学和访学交流的相关信息，以及专利申请的基础知识及申请的基本流程。此外，还介绍了如何进行科技成果奖的申报，进一步证实研究成果的先进性和科学价值。

四、项目支持

第四个版块由第九章组成。基金的撰写与申请是科研工作的关键环节，没有基金的支持，科研理念很难付诸实践。因此，在本章编者介绍了基金的种类、申报的条件。以国家自然科学基金青年基金项目为例，解析如何进行基金申请书的撰写。

五、其他需关注的问题

在从事基础研究工作过程中，良好的心态管理是研究工作得以顺利进行的关键。这一版块的内容主要由第十章组成。在做实验的过程中，如何培养自信和毅力，遵守学术道德与诚信，面对临床与科研冲突时如何进行时间管理，如何处理阴性结果和正确面对实验失败，保持良好的研究心态，在这一版块中都进行了介绍。

五个版块围绕口腔科研基本工作内容这一核心展开，前后衔接，向科研入门者揭开了口腔科研的神秘面纱，引导其快速掌握口腔基础研究各个环节的基本知识。通过编者的经验分享，协助其进入科研大门，探索口腔基础研究的奥秘，助力口腔医学事业的快速发展。

第四节　口腔基础研究的基本学习方法

口腔医学是一门强调实践和操作的学科。临床操作技术的好坏很大程度上决定了临床治疗的转归，实验操作技术的优劣也直接影响实验结果。因此，无论是口腔临床操作还是口腔基础研究的培训都注重对操作技能的培养。初入实验室的学生，其课题的思路和设计常常是由导师提供，学习技术、开展实验、获得数据成为学生科研的重心，许多口腔医学生会因此在口腔基础研究的学习中走进一个误区，认为实验技术是口腔基础研究的关键和唯一目的，反而忽略了自我科研思维的培养。科学研究的过程是一个不断探索和创新的过程。良好的科研思维能帮助我们寻找并解决有意义的科学问题，严谨地设计实验方案，推动研究计划的进行，解决实验过程中遇到的问题。口腔基础研究蓬勃发展，理念、技术更替快速，因此在学习过程中要对研究领域的前沿进展有敏锐的感觉。基于口腔基础研究的特殊性，其基本的学习方法可归纳为以下三点。

一、注重实践

口腔基础研究具有很强的实践性，仅停留于书本上理论知识的学习往往难以得其精髓，学习过程中应结合书中的内容多动手多实践。在学习文献检索时，应根据书中介绍的方法，登录文献检索网站进行尝试，并对书中介绍的方法进行类推，举一反三，达到事半功倍的效果。在学习实验技术时，也应注意结合书中介绍的方法来尝试进行实际操作，在操作过程中发现存在的问题，再回到书中或查找更多的资料寻找解决方法。在实践过程中，培养分析问题、解决问题的能力。在学习安全标识时，不妨亲自到实验室查看相应的安全标识标签所在处，明晰其使用场合，加深理解和树立安全意识。在学习实验设备时，也可亲自看看设备的外观，增加感性认识，与实验人员多交流，了解设备的用途及注意事项。

二、善于思考

学而不思则罔，口腔基础研究的学习不仅需要培养良好的动手操作能力，更应注意培养良好的科研思维。口腔基础研究的内涵博大精深，体系繁杂，初学者难免无所适从。因此，要善于对所学知识进行总结梳理，应理解记忆，切忌死记硬背。科学研究需要不断创新和突破，在学习过程中要不停地思考推敲，不应受限于已有的知识框架，要善于从已有的临床现象去发现有意义的科学问题。同时，应积极将所学知识应用到自己的课题研究中，完善课题设计和研究思路，有意识地培养自己将已有的知识体系打散重构，做到融会贯通。

三、与时俱进

口腔基础研究是一门前沿性的学科，其知识体系因为不断涌现的新发现而不停地重塑。因此，需要在学习过程中，既要以宏观的眼光去把握口腔基础研究的脉络，又要以发展及辩证的眼光学习并结合新近的研究进展更新知识体系。在"科学意义与立题"一章中，从国家战略规划的角度列举了 2016—2019 年口腔基础研究中值得关注的研究领域，这些研究领域的突破将为人们的生活质量、社会的产业分化和国家的经济结构带来重大而深远的影响，因此这些研究方向为基础研究的选题提供了很好的指引。但是，也要注意这些列举的内容是具有鲜明时代特色的，而科学研究是在不断发展的，因此要时刻结合新近的研究进展以发展的眼光去思考这些命题，以获得更具时代意义的创新性立题。

（陈泽涛）

第二章　科学意义与立题

基础研究是提升原始创新能力的根本途径。为了推动基础研究的长效发展，研究人员必须明确其核心内容。基础研究是一个不断提出问题和解决问题的过程，因此选题便成为基础研究过程中的首要问题和关键环节。爱因斯坦等人认为，提出一个问题比解决一个问题更重要，因为解决一个问题也许仅是一个数学上或试验上的技能而已，而提出新的问题、新的可能性，以新的角度去看待旧的问题，却需要创造性的想象力，而且标志着科学的真正进步。

基础研究选题贯穿基础研究工作全过程，指导各项基础研究工作的设计和安排。选题恰当与否决定了整个基础研究工作的成败与基础研究水平的高低。

第一节　基础研究的选题原则

优秀的研究课题对基础研究的发展起着积极的推动作用。如何选择一个好的研究课题，往往需要遵循一定的原则。下面简要介绍基础研究选题的几个基本原则。

一、需求性原则

需求性原则是指基础研究应以国家重大需求为导向。选题时需聚焦国家战略和社会经济发展重大需求，明确主攻方向和突破口，加强关键和核心共性技术的研发和转化应用。基于科学发展和生产实践的需求，赋予选题以社会意义和科学价值，将科学理论和社会实践结合起来，优先选择亟待解决的科学问题。就口腔医学而言，基础研究选题应以国家经济建设和社会发展需求为出发点，尽量选择口腔医药卫生保健事业中的焦点问题进行研究。比如，中国高技术生物医用材料具有依赖进口、价格昂贵的特点，故《"十三五"国家科技创新规划》重点关注生物材料技术及相关产品的研发，生物医用材料及器械的优化设计和评测的突破。因此，具有中国自主知识产权的口腔高性能生物应用材料的研发和临床应用有十分重要的战略意义和经济效益，从事相关专业研究的科研人员可基于这个角度进行课题设计。

二、创新性原则

创新性原则是指所选课题需在本研究领域具有新颖性。把握口腔医学前沿发展态势，在关系人类健康及长远发展的基础前沿领域，超前规划布局，实施非对称战略，强化原始创新是基础研究的本职工作。创新是基础研究的本质和灵魂。基础研究选题的创新一般是指选定的研究课题是前人没有解决或没有完全解决的科学问题。创新可以是理论上的创新，也可以方法上的创新，可以是局部创新，也可以是整体创新。

三、科学性原则

科学性原则是指选题需符合科学原理,遵循客观规律。选题时要以辩证唯物主义理论为指导思想,符合客观规律,以事实为依据,实事求是。选题需设计科学,符合逻辑。同时,在课题研究的进展过程中,研究人员应时刻以科学的态度对待实验中发现的问题,正确指导课题的下一步实施方案,保证实验过程和结果的科学性,提升科学研究成果的意义。

选题设计包括专业设计和统计学设计。前者包括被试因素、受试对象与效应指标的选择,保证研究结果的先进性和实用性。后者包括应当正确选用实验设计或调查设计类型,保证研究结果的科学性和可重复性。

四、可行性原则

可行性原则是指研究人员完成和实施课题的可能性。研究人员要从实际出发,充分考虑自身具备的研究条件,量力而行,以客观条件为出发点,同时充分考虑研究者的知识结构体系及科研能力,保证课题能够按期完成。

为达到基础研究选题的可行性,可从研究人员和实验条件两方面进行保障。研究人员须具有一定的研究经验和完成课题的能力,掌握与课题实施有关的研究理论与实践基础。此外,须具备成熟的实验研究平台,从仪器设备、实验动物、临床病例等方面确保平台满足拟开展课题的全部需求。

第二节　基础研究的选题过程

基础研究的选题通常需要遵循一定的过程,在文献调研和资料收集的基础上,结合临床实际,明确研究方向,进而提出合理的科学探索性问题。在选题时,规范基础研究的选题过程,为基础研究的选题提供指导,对基础研究具有重要意义。下面简要介绍基础研究的选题过程及选题的注意事项。

一、调查研究,收集资料

首先需要进行广泛的调查研究,收集资料,实现如下目标:

1. 了解国家需求和医药卫生科学发展趋势,了解国际发展趋势,掌握基础研究的最新发展动态和信息,明确目前国内外本学科的研究重点,力争使所选课题达到当前最高或较高的水平。

2. 详细阅读申请指南,了解国家和地方科技部门的主攻方向。

3. 了解本学科的研究工作在国内外的研究进展,了解哪些问题已经解决,解决程度如何,还有哪些问题尚未解决,找到解决这些问题的关键。同时,分清问题的主次,分辨尚未解决问题中哪些是主要问题,哪些是次要问题,以及目前研究者争论的焦点等,以便做到有的放矢,抓住重要问题予以研究,并明确尚未解决问题的急缓,有次序地解决问题。

二、归纳资料,明确方向

情报资料种类繁多,根据其内容可分为以下两种类型:

1. **启发性情报资料** 该资料主要来源于前沿学术期刊及国际学术会议,能够为研究人员提供国内外科学研究的最新动态、技术水平及发展趋势。根据这些信息发现我国在某些领域与国际科技发展前沿的差距,目前研究中存在的问题及其症结所在,提出可能的解决途径。对以上情报、资料的研究可进一步提高选题的准确性。

2. 回顾性情报资料 这类资料可来源于书籍、期刊、会议等。回顾性情报资料使研究者对相关领域工作有总结性的认识,便于研究人员了解前人做过的工作、已获得的成就、工作中的优缺点等。发现前人走过的弯路,吸取经验教训,并找到关键问题的突破口。

以上两种情报资料是研究人员做好选题工作的有用依据。研究人员需牢牢把握启发性情报资料和回顾性情报资料提供的信息,对资料进行归纳总结,明确研究的重心及方向,为科学选题打好扎实的理论基础,指明正确的前进方向。

三、紧扣临床,提出假设

任何选题都应结合实践,回归临床,转化应用。研究人员需时刻留意临床实践及自然世界中的科学发现,随时记录临床实践中遇见的问题。在掌握情报资料的基础上,研究人员应当进一步调查,收集与问题有关的资料,认真阅读国内外学术刊物、科技情报资料、学术活动消息等,坚持以临床实践为出发点,结合前沿动态,提出合理、可行、科学的课题设计方案。

四、选题注意事项

选题时特别需要注意以下事项:

1. 对新研究人员来说,课题选择时要从大处着眼,勇攀科研高峰。同时,也要从小处着手,以求真务实的态度进行科学分析,参照研究团队的实践经验及科研能力等条件进行选题。

2. 注意课题数量得当,明确重点研究课题。单位和个人在同一时期的科学研究项目均应有重点。应先集中人力、物力、财力的优势攻克某一项目,然后再集中各种资源完成其他课题。切忌同时抓过多的课题或平均力量,分散精力,劳而无功。总之,科研项目不是越多越好,选题要应从单位或个人的科研项目承担能力出发,并留有余地。

第三节 口腔基础研究的主要方向

口腔基础研究涵盖范围较大,涉及多个学科,明确其研究的主要方向,可指导口腔基础研究入门者选题。本节以国内外科技规划为指引,结合科技部、国家自然科学基金委员会、地方科技管理部门等公布的指南,简要介绍口腔基础研究的主要方向,以指引基础研究入门者进行有目的、有规划的科学研究。最后,结合编者的理解,列举一些口颌系统的主要研究方向。

一、研究方向应以科技规划为指引

(一)国内科技规划

科技引领,规划先行,科技规划能起到引导科技发展方向、合理利用各类资源、立足人才优选、加强创新协作、提高科学研究效率等作用。国家和省市各级科学研究管理部门每一时期均通过科技规划,拟订国家和省市创新驱动发展的战略方针以及研究规划、政策并组织实施,以统筹推进国家和省市创新体系建设和科技体制改革,组织协调国家和省市级重大基础研究和应用基础研究,编制国家和省市重大科技项目规划并监督实施。国内近期最具有参考价值的是国务院印发的《"十三五"国家科技创新规划》,可为基础研究方向的选择提供指导和依据。

(二)国际科技规划

美国国立卫生研究院(National Institutes of Health,NIH,网址 http://www.nih.gov/)是国际最具学术影响力的科学研究管理机构,反映美国最高水平的卫生科学研究和管理,在项目评审与资助、基金管理模式等方面与我国国家自然科学基金委员会有许多相似的地方,下设国立口腔与颅面研究所(National Institute of Dental and Craniofacial Research,NIDCR)。NIDCR 相继出台了 2014—2019 年及 2030 年战略规划(NIDCR strategic plan),对其中期和远期的资助方向进行说明,可供国内口腔领域的研究人员参考。

二、2016—2019 年口腔相关重大重点科学研究项目

(一)科技部重大研发计划

科技部重大研发计划针对事关国计民生的农业、能源资源、生态环境、健康等领域,需要长期演进的重大社会公益性研究,以及事关产业核心竞争力、整体自主创新能力和国家安全的战略性、基础性、前瞻性重大科学问题、重大共性关键技术和产品、重大国际科技合作。了解科技部重大研发计划,对于研究人员把握国家对于口腔领域的规划具有重要的指导意义。科技部重大研发计划与口颌系统相关的研究方向见表2-3-1。

表 2-3-1 2016—2019 年科技部重大研发计划与口颌系统相关的研究方向

年度	专项	与口颌系统相关的研究方向
2016 年	干细胞及转化研究	1. 微环境与干细胞的相互作用及调控机制 2. 基于干细胞的体外类器官建立
	材料基因工程关键技术与支撑平台	基于材料基因工程的组织诱导性骨和软骨修复材料研制
2017 年	干细胞及转化研究	基于干细胞的组织和器官功能修复
	生物医用材料及组织器官修复替代	1. 个性化植入、介入器械的快速成型及生物3D打印技术 2. 组织诱导性生物材料及植入器械 3. 口腔植入材料及器械
	生殖健康及重大出生缺陷防控研究	人类生殖细胞与胚胎发育相关机制研究
2018 年	干细胞及转化研究	1. 组织干细胞的获得、功能和调控 2. 基于干细胞的组织和器官功能修复
	纳米科技	纳米生物医药
	生物医用材料及组织器官修复替代	新型骨骼-肌肉系统、植入器械及高值医用耗材
	蛋白质机器与生命过程调控	基于蛋白质机器的疾病生物标志物的发现及机制研究
2019 年	干细胞及转化研究	1. 多能干细胞的建立与干性维持 2. 组织干细胞的获得、功能和调控 3. 干细胞定向分化及细胞转分化 4. 基于干细胞的组织和器官功能修复 5. 干细胞的临床研究
	纳米技术	纳米生物医药
	生物医用材料研发与组织器官修复代替	1. 医用级原材料的研发与标准研究及产业化 2. 关键核心技术
	蛋白质机器与生命过程调控	1. 参与炎症发生发展或肠道组织免疫过程蛋白质机器的功能机制 2. 生命活动中能量、物质稳态相关蛋白质机器的功能机制

1. 干细胞及转化研究专项

（1）微环境与干细胞的相互作用及调控机制：①阐明成体组织微环境的组成、结构及微环境对成体组织干细胞干性维持、组织发育的作用及机制；②明确微环境在损伤、衰老及恶性转化等病理条件下的变化；③揭示微环境与干细胞相互作用在疾病发生和损伤修复中的作用。

（2）基于干细胞的体外类器官建立：①结合三维培养及打印等新技术，利用多能干细胞或成体干细胞建立类器官结构；②揭示干细胞体外分化及自组装规律；③建立利用人类干细胞进行体外三维构建和长期培养的技术体系；④获得人体脏器的功能性组织模块；⑤系统比较体外类器官形成与体内器官发育过程的异同，明确类器官和功能组织模块体内移植用于治疗的可行性。

（3）基于干细胞的组织和器官功能修复：①基于微器官培养技术，研究脑、肝或牙等某一类人器官形成及功能建立的特点；②结合干细胞、生物材料等构建肝脏、胰腺、牙或神经等某一类功能性组织模块，利用该模块修复组织或器官。

（4）组织干细胞的获得、功能和调控：主要包括基于干细胞的器官芯片，基于工程化微环境的干细胞规模化培养系统，干细胞来源的外泌体调控重要组织及器官的功能修复。该项研究内容中口腔颌面部器官芯片的构建与应用，外泌体在促进口腔颌面部组织细胞再生和组织修复的机制是需要特别关注的内容。

2. 材料基因工程关键技术与支撑平台专项

（1）肿瘤术后的肿瘤抑制和缺损修复：利用高通量计算和实验技术，研究材料学因素对肿瘤细胞发生、增殖、凋亡的影响机制，探索肿瘤多模态诊治材料的成分 - 结构 - 疗效之间的关系。开展具有抗肿瘤作用的组织再生修复材料的设计、制备、功能评价和临床研究，建立相关肿瘤诊治材料数据库。研发兼具优良抗肿瘤作用和组织诱导性的新型材料及产品并应用于临床。在口腔领域，基于高通量计算和实验技术，研发具有抗肿瘤作用和组织诱导性的新型材料，对于预防颌面部肿瘤复发和提高材料组织修复效果具有十分积极的促进意义。

（2）与工程与生物材料科学形成交叉学科的口腔修复及骨组织再生研究：基于干细胞的牙体组织再生研究和基于遗传分子水平对先天性缺陷（唇腭裂）相关的机制研究。诱导性支架材料、高值牙科修复材料、金属植入材料、水凝胶、陶瓷的制备技术改进及组织诱导性、抗肿瘤性能的引入都是口腔修复与再生领域发展的研究重点。

3. 生物医用材料及组织器官修复替代专项

（1）软骨、骨一体化诱导性支架材料：①可诱导关节软骨、类天然软骨 - 骨界面基质再生的一体化软骨支架材料，突破可维持再生软骨的软骨表型又可与骨紧密结合的软骨，软骨 - 骨界面一体化的设计及制备的关键技术；②进行材料安全性以及软骨修复重建的有效性评价，开展临床试验；③建立中试生产线和质量保证体系。

（2）骨、软骨、肌腱等人体结构组织工程化技术：①基于机体结构类组织功能、空间结构等解剖学基础的模拟及装配分析；②研发用于多细胞共培养的多功能支架材料；③建立体外多细胞共培养的活体器械制备体系；④完善体内外验证和评估；⑤开展结构类组织的临床应用及产业转化。

（3）材料及组织工程化制品与机体免疫防御和再生系统的相互作用及对软硬组织再生的影响：①植入材料和组织工程化制品对机体免疫防御和再生系统的作用和调节机制；②炎

症反应和巨噬细胞对细胞行为和组织再生的影响；③植入材料和组织工程化制品中，细胞增殖、分化、回归及宿主免疫再生系统对其影响和机制。

（4）高值牙科修复材料：研发防龋粘接材料及牙色牙体修复材料，牙周缺损骨再生材料，新型透明牙套隐形矫治器材料，低收缩性、高耐磨光固化充填树脂，新型根管充填材料等。开展体外实验、动物实验及临床试验，进行组织修复及功能重建的有效性评价。

（5）个性化植入、介入器械的快速成型及生物 3D 打印技术：个性化植入、介入器械的生物 3D 打印技术和纳米生物材料制备技术的研究均与牙颌面软硬组织再生修复存在密切关联，如用于口腔颌面部巨大缺损修复的个性化生物活性支架材料、辅助颅颌面修复的预成型材料、具有生物活性的牙体修复材料等。

（6）新一代生物材料与植入器械的临床及临床转化研究：针对不同类型的新一代组织器官修复和替代材料以及个性化植入器械产品，提出植入器械的设计和要求，建立临床试验评价及术后跟踪统计分析的模型和方法，制订和实施植入手术方案，建立临床手术规范，提供文本和音像示范资料。

4. 生殖健康及重大出生缺陷防控研究专项 重点关注人类胚胎发育中的细胞编程与配子和胚胎源性疾病的发生机制。通过建立人类胚胎早期发育遗传和表观遗传的细胞和分子调控网络，揭示胚胎发育中细胞编程与重编程异常导致胚胎源性疾病的发病机制，鉴定若干可进行有效疾病预警的分子标记，探索配子和胚胎源性疾病的宫内环境因素及其分子机制。在口腔领域的先天性缺陷中，唇腭裂一直是研究的重点关注内容，其发生机制复杂，从胚胎发育早期的分子遗传水平探究其机制，能为其防治提供更好的靶点和依据。

5. 纳米科技专项

（1）促进组织再生的纳米生物材料制备及载药技术：根据不同组织再生修复的特点和周期，选择典型的软硬组织缺损修复和再生作为模型，研发具有促进缺损或病变组织再生和修复等生物功能的纳米有机、无机药物和活性元素或因子的载体及其制备技术，包括可促进各种组织再生修复的纳米材料及具有多级结构的原位复合纳米材料设计和制备，以及材料中活性元素和因子的固载、控制释放等技术。

（2）促进成骨细胞增殖且诱导骨组织再生的纳米生物材料：研发可预防和治疗骨质疏松患者的骨缺损的纳米生物材料，重点突破可促进骨细胞增殖和骨组织再生的可注射型纳米材料的设计和制备技术，以及纳米粒子的化学组成、粒度和浓度的优化设计。

6. 蛋白质机器与生命过程调控专项 利用临床体液或病理组织检测、个体化组学策略等技术，寻找与人类重大疾病相关的新型蛋白质机器，探索其生理及病理作用机制，基于此发展可用于分子分型的精准标志物，开发用于临床应用的重大疾病防控新手段。在口腔领域，口腔癌的发生发展过程中，唾液中蛋白组学的变化及其在口腔癌动态观察中的作用值得深入探讨。

（二）国家自然科学基金与口颌系统相关的重点项目

国家自然科学基金重点项目是国家自然科学基金中的一个重要资助类别，支持从事基础研究的科学技术人员针对已有较好基础研究方向或学科生长点的项目，开展深入、系统的创新性研究，促进学科发展，推动若干重要领域或科学前沿取得突破，解决行业领域的"卡脖子"问题。国家自然科学基金重点项目在一定程度上代表了相关研究领域的关键科学问题，了解国家自然科学基金重点项目对选题有重要意义。国家自然科学基金重点项目与口颌系统相关研究方向的详细内容见表2-3-2。

表 2-3-2　2016—2019 年国家自然科学基金重点项目与口颌系统相关的研究方向

年度	部门	与口颌系统相关的研究方向
2016 年	医学科学部	口腔微生物与系统性疾病的关系及其机制研究
	生命科学部	1. 免疫细胞与组织微环境相互作用的机制 2. 组织修复材料与机体微环境的相互作用
	工程与材料科学部	1. 生物医用金属材料 2. 生物医用高分子材料的关键科学问题 3. 生物 / 仿生设计与制造新原理、新方法
2017 年	医学科学部	常见口腔黏膜非恶性疾病的发生发展机制与干预的基础研究
	生命科学部	组织器官重建与生物力学基础研究
	工程与材料科学部	1. 金属生物医用、智能和仿生材料 2. 生物医用高分子材料的关键科学问题
2018 年	医学科学部	口腔颌面遗传与发育相关疾病的发病机制研究
	生命科学部	植入材料表面和界面构建与机体的相互作用
	工程与材料科学部	1. 金属生物医用、智能和仿生材料 2. 生物医用高分子材料的关键科学问题
2019 年	医学科学部	1. 黏膜免疫的特点及其对相关疾病的影响 2. 牙颌面修复再生中干细胞和植体材料的效应与机制研究
	生命科学部	1. 组织器官发生、稳态维持及干细胞与再生的调控机制 2. 免疫器官、细胞、分子的再认识与新发现
	工程与材料科学部	1. 金属生物医用、智能和仿生材料 2. 生物医用高分子材料的关键科学问题

1. 医学科学部　医学科学部有多个项目与口腔领域研究关系紧密,具有代表性的项目有:①常见口腔黏膜非恶性疾病的发生发展机制与干预的基础研究项目,重点研究免疫调控、遗传、微生态、炎症等机制或因素,在常见口腔黏膜非恶性疾病(如复发性阿弗他溃疡、口腔扁平苔藓、口腔白斑病、口腔念珠菌病等)发生发展和转归中的作用机制,为建立新的临床诊断和干预策略奠定基础;②口腔颌面遗传与发育相关疾病的发病机制研究项目,重点研究口腔颌面部遗传与发育相关的非肿瘤疾病,如非综合征型唇腭裂、牙釉质发育不全、遗传性牙本质障碍、先天缺牙等。结合遗传学、发育生物学等,研究这类疾病的发病机制及环境因素对其的影响,并利用体内、外模型阐明其转化潜能。

2. 生命科学部　重点项目中的组织器官重建与生物力学基础研究和口腔领域有十分密切的联系。口腔颌面组织修复与生物力学研究是近年来关注的热点问题,主要研究和探讨组织修复相关细胞如何感受力学刺激,并将细胞外的机械刺激信号转化为细胞内的生物化学信号,从而影响细胞的形态、结构和功能。此外,如何为颌面骨组织工程构建提供适宜的力学环境,骨组织内力学刺激的信号转导机制,如何推动基础研究成果向临床诊断和治疗转化都是需要重点研究的内容。

植入材料表面和界面构建与机体的相互作用重点研究项目同样与口腔种植领域及颌骨再生关系密切。应用材料加工技术对植入材料进行不同的表面和界面处理,通过改变其粗糙度、表面性能,以及引入生物活性因子等,构建不同的研究模型,从细胞黏连、蛋白吸附、细胞识别等方面探究其与机体的相互作用及其对组织再生修复的影响,并从细胞和分子水平研究其机制。

3. **工程与材料科学部** 工程与材料学和口腔颌面科学有许多交叉内容，应用于口腔颌面组织修复与重建的生物医用材料一直是重点研究对象。重点项目中持续资助的金属生物医用、智能和仿生材料，生物医用高分子材料的关键科学问题都属于医学与材料工程学的交叉研究项目。材料相关细胞分子水平的基础研究，纳米材料制备，组织工程技术及生物功能化改性的工程化技术，新型材料的研发及临床应用研究等都是重点内容。

三、口颌系统研究方向列举

（一）口腔微生态与口腔疾病和全身系统性疾病的关联机制及防治新技术研究

研究口腔微生物与龋病、牙体牙髓病、根尖周病发生发展的关系，以及龋病、牙体牙髓病、根尖周病微生物群之间的相互作用，以全面认识生物膜感染性疾病微生物群落的致病机制。同时，确立口腔细菌如牙周致病菌作为直接病因在消化系统疾病、自身免疫病、呼吸系统疾病、心血管系统疾病、肿瘤中的致病机制及基于此研究的系统性疾病的防控措施。

（二）口腔黏膜癌变发生与进展的机制和防治技术研究

重点探讨头颈部肿瘤发生发展相关表观遗传学、肿瘤代谢、肿瘤免疫逃逸机制以及治疗耐药机制，建立头颈部肿瘤及潜在恶性病损的精准诊疗体系，开展具有抗肿瘤作用的组织再生修复材料的设计、制备、功能评价和临床研究。

（三）牙颌组织再生与修复

1. **生物医用材料及组织器官修复替代** 研发用于口腔颌面部巨大缺损修复的个性化生物活性支架材料、辅助颅颌面修复的预成型材料、具有生物活性的牙体修复材料等。开展组织工程皮肤、牙周、骨、软骨等器官的研究，通过生物材料筛选制备以及三维支架的制备，种子细胞的筛选和定向诱导分化，实现口腔颌面组织器官的体外再生。

2. **口腔数字化临床医疗技术、设备和材料的研发** 面向行业重大需求，以口腔临床实际需求为出发点，将最新的科学与工程技术及材料运用到科研中，研究和开发口腔数字化临床医疗技术、设备和材料。

3. **口腔颌面部软硬组织畸形及功能异常的发生机制与临床防治技术** 包括中国人先天性唇腭裂的病因及发病特点，牙颌面错𬌗畸形及功能异常的发生发展、矫治措施与功能重建的研究。

（四）干细胞及转化研究

基于微器官培养技术，研究牙形成及功能建立的特点。结合干细胞和生物材料等构建牙功能性组织模块，利用功能模块进行修复。结合人体牙组织器官的微环境特点，建立规模化、自动化的干细胞培养、扩增和功能细胞获取技术体系。阐明成体组织微环境的组成、结构，以及微环境对成体组织干细胞干性维持、组织发育的作用及机制。揭示微环境与干细胞的相互作用在疾病发生和损伤修复中的作用。

（王　智）

参 考 文 献

1. 江志雄，阎利. 医学科研选题需把握的几个方面. 中华医学科研管理杂志，2004（3）：149-150.

2. 张玉荣. 如何选择科研课题. 中华医学科研管理杂志，2003，16（3）：154-155.

3. 李卓娅，龚非力. 医学科研课题的设计、申报与实施. 北京：人民卫生出版社，2008.

4. 罗长坤，张东旭，黄建军. 医学科研选题及其创新. 中华医学科研管理杂志，2001（3）：144-146.

5. 周小平. 从预防医学学科课题标书看撰写标书的几个问题. 中华医学科研管理杂志，2003（4）：214-215.

6. 雷兵，魏立安，黄宗升，等. 研究生科研创新能力自我培养和提高的途径探讨. 高等教育研究学报，2009（3）：85-86.

第三章 文献回顾

文献是指具有历史价值的文书和图像资料，或与某一学科相关的重要图书资料。在科学研究中，经常需要参考大量的文献。文献回顾贯穿于科学研究的全过程，在不同阶段发挥不同的作用。本章以初学者在科学研究中的实际需求为出发点，阐述文献回顾的具体作用，简要介绍常用的文献检索工具、检索策略，以及全文获取的方式和常用的文献管理软件。

第一节 文献回顾的作用

科学研究中，提出科学假设、制订研究方案、采用合适的研究方法、评估研究结果、书写论文和成果，都离不开资料的调研和收集。相比口头描述、网络资料等，文献资料更为准确和可靠，是非常方便、省时、高效、安全的调查方法。科学研究开展的不同阶段，文献回顾的具体作用详述如下。

一、了解背景知识

通过文献回顾尤其是综述性文章的阅读，科研新手可以快速了解一个领域涉及的基本知识和目前的研究现状，从而进行针对性的学习。通过了解该领域的研究进展，掌握前人做过什么，得出了什么结论，还遗留什么问题尚未解决，由此引发科学问题的产生。因此，文献信息检索有助于科研新手迅速成长。

二、形成科学假设

在开始项目研究前，必须对相关领域已发表的文献进行回顾，了解该领域的研究进展，目前的研究取得哪些成果，避免重复研究和重复报道，否则既浪费了研究者的时间和精力，也浪费了大量的研究经费，而所获得成果的科学意义却很小。详细了解国内外研究现状后，可以发现这些研究存在的问题和尚未解决的问题，再结合研究者前期研究的基础和文献回顾获得的背景知识，通过对有关文献进行分析整理或构思，从而提出自己的科学问题和科学假设。

三、评估研究的创新性

文献回顾的另一个重要目的是评估研究的创新性，包括理论创新性和技术创新性。理论创新性主要包括三个方面：第一，现有科学问题缺乏相应的解释，尚未有研究者提出过相应理论；第二，现有理论无法完全解释当前的科学现象，需进行必要的理论修正，甚至推翻原有理论；第三，在前期研究基础上深化对科学问题的理解。技术创新性主要指所使用的技术是否较前人更加先进。随着科学技术的飞速发展，仪器设备、实验技术日新月异，实验精确度、便捷性大大提高，可以有力保障研究方案的顺利完成。如果使用目前濒临淘汰的实验技术，研究成果的可靠性难以得到保证。

四、提高研究成果的质量

通过文献回顾，掌握国内外相关领域学术研究的最新动态和研究进展，有助于缩短从事科学技术研究的工作周期和难度。比如，研究某种药物在体外对细胞的作用时，可以通过查阅文献参考在以往研究中该药物的使用浓度，缩短药物浓度的探索时间，提高实验效率。通过对学术文献进行查阅，参考高质量学术文献的通用实验解决方案，避免由于旧的实验设计可能出现的技术失误而直接导致新的实验设计失败或实验结果不可信，使实验结果更具可信度。撰写学术论文时，必须对大量相关领域的文献进行深入研究，与获得的实验结果进行比较和分析，提高学术论文的质量。

第二节 常用的文献检索工具及检索策略

文献检索是指根据理论学习和研究工作的实际需要进行相关文献获取的过程。随着我国计算机和网络信息技术的不断发展，文献检索通常是通过计算机网络技术完成的。为了帮助科学研究的初学者快速入门，本节简要介绍常用的检索工具和策略。

一、常用检索工具介绍

随着计算机网络技术的发展和开放获取概念的兴起，文献不再仅仅以传统的纸质出版的形式存在。通过计算机对整理、加工过的文献信息进行编辑和排版，形成计算机可读的、有组织的文献信息的集合，即文献数据库。文献数据库的内容与传统的文献信息是对应的，根据编辑方法和出版特点可以将文献划分为图书、期刊、学位论文，会议文献等。常用的数据库有中国知网、万方数据知识服务平台、中国生物医学文献服务系统、PubMed 以及 Web of Science。不同的数据库收集的文献种类、数量、涉及范围有所不同，如万方数据知识服务平台收录了《中华口腔医学杂志》的文献，而中国知网则未收录。科研工作者应根据自己的需求选择合适的数据库。每一个数据库都有其对应的检索工具，可以检索相应文献数据库中的文献信息。

（一）中国知网

1. **简介** 中国知网（National Knowledge Infrastructure，CNKI）是以实现全社会知识资源传播共享与增值利用为目标的信息化建设项目，由清华大学、清华同方发起，始建于1999年6月。2012年，中国知网推出全新升级改版平台——知识发现网络平台（KDN），集合了千万种学术期刊、学位论文、会议论文、报纸、工具书、年鉴等各种文献类型。

2. **主要内容** 平台的内容包括自然科学、工程技术、农业、哲学、医学、人文社会科学等领域。按照学科领域分为10大专辑：基础科学、工程科技Ⅰ、工程科技Ⅱ、农业科技、医药卫生科技、哲学与人文科学、社会科学Ⅰ、社会科学Ⅱ、信息科技、经济与管理科学。10大专辑下包含160多个专题分类。学术资源主要集中于以下几个数据库：

（1）中国学术期刊网络出版总库：是迄今国内最大型的学术期刊信息数据库，主要收录了 1915 年以后的国内学术期刊。

（2）中国博士学位论文全文数据库：收录全国"双一流"建设高校等重点高校以及中国科学院、中国社会科学院等研究院所的博士学位论文。

（3）中国优秀硕士学位论文全文数据库：收录全国"双一流"建设高校等重点高校以及中国科学院、中国社会科学院等研究院所的硕士学位论文。涵盖了特色重点学科如电子通信、军事学、中医药学等的优秀硕士论文。

（4）中国重要会议论文全文数据库：由国内会议主办、承办单位或论文汇编单位书面授权并推荐出版的重要会议论文。

（5）国际会议论文全文数据库：由国内外会议主办单位或论文资料汇编单位书面授权并推荐出版的重要国际会议论文，重点出版 2010 年以来国内外知名国际会议上投稿的论文，部分重点会议论文可回溯至 1981 年。

（6）中国重要报纸全文数据库：收录 2000 年至今的国内公开发行的 500 多种重要报纸。

3. **特色**

（1）工具书检索功能强：提供专科词典、标准手册、年鉴、医学图谱等多种工具书检索功能。

（2）数据资源综合性强：数据资源包含各类工具书总库、单个电子刊物构成的数据库。

（3）强大的整合能力：CNKI 对多种类型的数据都进行了系统分类，这个特性尤其在工具书数据库和学术总库中体现。

（二）万方数据知识服务平台

1. **简介**　万方数据知识服务平台是由北京万方数据股份有限公司所属万方数据库中心专业组开发的综合性数据库，是和 CNKI 齐名的专业学术数据库。1988 年以来，该平台已推出了四大类 13 个系列的科技和工商类数据库，总记录达 600 万条以上，涵盖期刊、会议纪要、论文、学术成果、学术会议论文。

2. **主要内容**

（1）科技成果和专利：包括国内的科技成果、专利技术及国家级科技计划项目。

（2）中外标准：包括国家市场监督管理总局、中华人民共和国住房和城乡建设部所提供的中国国家标准、建设标准、建材标准、行业标准、国际标准、国际电工标准、欧洲标准，以及美国、英国、德国、法国的国家标准和日本工业标准等。

（3）科技文献：包括综合文献、会议文献、专业文献等，涵盖面广，具有较高的权威性。

（4）学位论文：收录我国各学科领域的学位论文。

3. **特色**

（1）万方数据知识服务平台注重多元化发展，产品类型繁多，包括中外专利、中外标准、科技成果、新方志、法律法规、机构、科技名人等。此外，还包含其他数据库没有的资源，如自建的地方志、视频、期刊等。其特色之一是将信息资源进行分类，单独成库，便于科研工作者查阅。

（2）CNKI 不收录中华医学会的文献资源，而万方数据知识服务平台较为全面地收录了中华医学会的文献资源。

（三）中国生物医学文献数据库

1. **简介**　中国生物医学文献数据库（CBM）是中国医学科学院医学信息研究所开发研

制的综合性医学文献数据库，是中国生物医学文献服务系统（SinoMed）的核心数据库。

2. **主要内容**　中国生物医学文献数据库收录 1978 年至今国内出版的生物医学学术期刊 2 900 余种，文献题录总量达 1 080 余万篇。学科覆盖范围广，包括基础医学、临床医学、预防医学、药学、中医学及中药学等生物医学的各个领域。

3. **特色**　中国生物医学文献数据库根据美国国立医学图书馆最新版《医学主题词表》《中国图书馆分类法·医学专业分类表》以及中国中医研究院中医药信息研究所《中国中医药学主题词表》，将全部题录进行主题标引和分类标引，实现数据的规范化处理和知识管理。

（四）PubMed

1. **简介**　PubMed 是由隶属于美国国立医学图书馆的美国国家生物技术信息中心（NCBI）开发的网页检索系统，是主要包含生命科学文献书目信息的数据库，免费提供国际性综合生物医学信息书目数据库（MEDLINE）和 PreMEDLINE。PreMEDLINE 是对即将进入 MEDLINE 的文献预先储存的数据库。此外，PubMed 还提供多个出版商的全文文献链接，实现与其他相关数据库的接入，同时也能转向第三方网站，如其他图书馆和测序中心。

2. **主要内容**

（1）Journals in NCBI Database：科研工作者可利用杂志刊名、美国国立医学图书馆的账号、刊名缩写或使用国际标准连续出版物编号（ISSN）进行检索，得到期刊的出版信息，并获得提供链接全文网站的期刊列表。

（2）MeSH Database：MeSH 是 medical subject headings 的简称，由美国国立医学图书馆编制，汇集约 18 000 多个医学主题词，并以它作为生物医学标引的依据，编制《医学索引》（*Index Medicus*）及建立计算机文献联机检索系统 MEDLINE 数据库。

（3）Single Citation Matcher（检索特定文献）：从 PubMed 工具栏进行访问，可快速查找到特定刊名、卷、期、作者等的文献。

（4）Batch Citation Matcher（批次检索文献）：以指令式的方式在数据库中检索相关学术文献的文档数量。

（5）Clinical Queries（临床病理资料）：支持对临床病理资料的检索，包括 Sensitivity（检出相关文献）和 Specificity（检出密切相关文献）两种检索方式。

（6）LinkOut：提供与 PubMed 相关的大量网上资源的链接，包括全文出版物、生物数据库、消费者健康资讯、研究工具等。

（7）个性化检索服务：包括存储 / 删除检索结果、All LinkOut Providers、Providers Categories、My LinkOut References 和文献传递服务等。

3. **特色**

（1）能获取到当月，甚至当日发表的最新文献，以及 1966 年以前的文献。

（2）具有强大的词语自动匹配、转换功能，能对意义相同或相近的词或词组进行全面搜索，并自动转换后再检索。

（3）把相关的期刊文献、数据、事实、图书连接在一起，形成相互贯通的信息链，方便进行追溯性检索。

（4）能在线获取部分免费电子版全文。

（五）Web of Science

1. **简介**　Web of Science 是美国科学信息研究所出版的著名的科学引文索引数据库（science citation index，SCI）的网络版，收录 40 多个国家 150 多个学科领域共 3 500 多种核心期刊。其收录的 5 900 余种期刊文摘和引文，虽然内容较为广泛，但主要侧重基础科学，如化学、物理学、生物学等领域。

2. 主要内容

（1）Web of Science 核心合集——引文索引

1）全球最有影响力的三大引文数据库 Web 版：①科学引文索引扩展版（science citation index expanded，SCIE），收录 1900 年至今的学术文献；②社会科学引文索引（social sciences citation index，SSCI），收录 1900 年至今的学术文献；③艺术与人文引文索引（arts & humanities citation index，A & HCI），收录 1975 年至今的学术文献。这三大引文数据库共收录世界各学科精选的、有高影响力的学术期刊 12 000 多种。

2）国际会议录引文索引（conference proceedings citation index，CPCI）：是研究和分析国际会议、专题讨论会、研讨会、座谈会、研习会和代表会议的会议文集。CPCI 包括两个子集：①科学技术会议录索引（conference proceedings citation index-science，CPCI-S），收录 1997 年至今的学术文献；②社会与人文科学会议录索引（conference proceedings citation index-social science & humanities，CPCI-SSH），收录 1999 年至今的学术文献。CPCI 共收录全球学术会议录超过 170 000 种。

（2）Web of Science 核心合集——化学索引：包括新化学反应（current chemical reactions，CCR-EXPANDED）和化合物索引（index chemicus，IC）。CCR-EXPANDED 收录 1985 年至今的学术文献，包括 Institut National de la Propriete Industrielle 化学结构数据，可回溯至 1840 年。IC 收录 1993 年至今的学术文献。

（3）中国科学引文数据库（CSCD）：收录 1989 年至今 1 200 种在我国出版的科学与工程类核心期刊中的文献，提供题录信息与引文。

（4）MEDLINE：收录 1950 年至今美国国家医学图书馆（National Library of Medicine，NLM）的主要生命科学数据库。

（5）科技电子在线图书馆引文索引（SciELO citation index）：收录从 1997 年至今发表于拉丁美洲、西班牙、葡萄牙及南非等国家和地区，在自然科学、社会科学、艺术和人文领域期刊中的权威学术文献。

（6）期刊引文分析报告（journal citation report，JCR）：JCR 可查找每种期刊的影响因子（impact factor）、文献总数（articles）等数据及其排序情况，是评价期刊影响力的重要指标。关于 JCR 在期刊影响力评价中的作用，详细内容见第六章。

（7）基本科学指标（essential science indicators，ESI）：是汤森路透在汇集和分析 Web of Science（SCIE/SSCI）所收录的学术文献及其所引用的参考文献的基础上建立起来的分析型数据库。通过该库，科研工作者可分析国际科技文献，了解科学家、研究机构、国家（或地区），以及学术期刊在某一学科领域的发展和影响力。

3. 特色

（1）收编文献要求严格：在选择收编文献的过程中，对其主要出版地点和时间、编辑规范、论文要求、审稿标准、内容设置、引证数据分析以及国际化程度等都进行了统一明确的要求和规定。此外，还运用学术引文数据分析和同行文献评估分析相结合的手段，将具有重要学术价值的文献置于首位，从而确保高质量文献的选择。

（2）独特的引文检索体系：SCI 不仅可以基于引用情况评价论文的学术价值，而且能快速建立研究课题的参考文献网络。它能把论文的参考文献按照科学的方法编排成具有逻辑关系的索引工具，从而可以准确记录论文的被引用情况及原始文献出处。一篇文章只要被引用，文章作者就会出现在引文索引中。引文索引能全面反映作者与作者之间，论文与论文之间的学术影响关系，有利于揭示科学论文之间的引证关系。只要通过搜索作者名字，就有可能找到与该作者密切相关的许多文献。

（3）评价研究成果的重要标准：SCI 收录的期刊具有较高的学术影响力，基本涵盖全世界各学科领域权威核心期刊。能在核心期刊上发表论文要比普通期刊要求更高、难度更大，能体现研究者的学术水平。因此，SCI 是当今国际公认的研究成果评价的标准和依据，能全面反映作者的学术影响力。

二、常用的检索策略

在开始检索前，首先需要明白数据库检索的逻辑运算符，一般两个以上的检索词有三种逻辑算符，分别为"AND""OR""NOT"，分别代表逻辑与、或和非。"AND"表示检索记录中同时有检索词 1 和检索词 2，"OR"表示检索记录中含有检索词 1 或者检索词 2，"NOT"表示在检索词 1 的记录中去除包含有检索词 2 的记录。另外，有的数据库还提供通配符，以中国生物医学文献数据库（SinoMed）为例，主要的通配符有两个："?"代表一个单字，"%"代表任何字符。

不同的数据库检索途径略有区别，主要检索途径有：快速检索（基本检索）、主题词检索、期刊检索、分类检索、高级检索等。

（一）快速检索

一般是默认状态，主要包括标题、摘要、地址、作者、主题词、关键词、特征词、基金、刊名、参考文献、分类号、出版年等，默认为缺省状态。例如，检索舌癌病理学方面的文献，可以在检索框中输入"舌癌病理"或"舌癌"AND"病理"，点击检索。

快速检索中常用关键词检索，这种检索方式是从文章题目、摘要或正文中抽取关键词进行检索。关键词是反映文章主题内容的词汇，一般由论文作者提取或者由数据库自动标引抽取。因用词灵活，符合用户习惯，关键词检索成为文献数据库的一个常用检索途径。但其固有的弊端也很明显，检索时必须同时考虑到与检索词相关内容的同义词、近义词等不同的表达形式，否则易造成漏检，影响检索质量。例如，检索口腔癌方面的文献，选取口腔癌作为关键词进行检索，则可能漏检以口腔肿瘤作为关键词的文献。

（二）主题词检索

与关键词检索不同，主题词检索以规范化的主题词进行检索，可检索出语言表达不同但概念相同的文献。应用主题词检索要求科研工作者具备一定的检索语言知识基础。常用的支持主题词检索途径的医学检索系统有 SinoMed 和 PubMed。与关键词检索相比，主题词检索能够有效提高查全率和查准率。

1. **主题词检索的特点**　主题词检索有扩展功能，能迅速检索出主题词树状结构中所有下位主题词的文献，若需获得更具针对性的检索结果，可单选下位主题词。主题词检索设有与《医学主题词表》（MeSH）一致的英文主题词对照，可查询相关外文数据库。通过组配不同主题词，可表达更为复杂的检索需求。主题词栏目中不仅提供了相关参见，帮助扩大检索思路和范围，还提供了概念及范围，避免检索时概念混淆和误用。

2. **主题词的确定**　主题词常与文献中常见的形式和习惯不同，需要进行转换。例如，龋齿的正式主题词是龋坏，根尖周病的正式主题词是根尖周炎。部位肿瘤一般用顺装形式，如：舌肿瘤、颊肿瘤。组织类型的肿瘤一般用倒装形式，如结缔组织肿瘤用"肿瘤，结缔组织"，神经组织肿瘤用"肿瘤，神经组织"。化学物质和药品一般按药典名称确定主题词。商品名或俗称一般不作为主题词，如洗必泰、碧兰麻等。没有完全对应的主题词时，建议直接用关键词，可限定该词出现在标题或摘要。

在关键词或者快速检索框中输入检索词，检索到可能含有该主题的文献，然后查看标引的主题词，即为规范的主题词。例如，用"舌癌"作为检索词进行快速检索得到一篇文献，在文献题录中可见舌癌的主题词显示为"舌肿瘤"。

3. 主题词检索的一般原则　可以找到合适主题词的应直接用，如检索隐裂牙，应用"隐裂牙"这个主题词进行检索，而不用"隐裂"AND"牙"。没有直接可用的主题词时，要根据检索需求进行逻辑组合：可以选用两个以上并列概念的主题词组配检索，或选用适合的主题词和自由词（关键词）组配。如果有合适的副主题词，也可以在主题词下直接选定副主题词从而限定检索范围。

4. 关键词检索和主题词检索比较　关键词检索所得到的检索结果数量相对更多，范围更广，但是检索精度有所欠缺。主题词检索缩小了检索范围，提高了检索精度和效率。然而，PubMed 只用主题词检索无法检索出最新的文献，因为最新的文献还没有主题词标引。所以两种方法各有优缺点，其区别详见表 3-2-1。

表 3-2-1　关键词检索和主题词检索的比较

关键词检索	主题词检索
必须是录入的文本词	是文献的主要概念，不一定出现
以词的拼写相同为查找目标	以主题词相同为查找目标
要用全同义词	单个主题词可集中同义词
不需要查词表	需要查词表
不能直接与副主题词组配	能与副主题词组配
不能扩展检索	可扩展检索
不能加权	可加权
复杂关系表达不明确	复杂关系可明确表达
常出现虚假命中	不会出现虚假命中
多为自由词短语，要逐一查找	主题词和副主题词同时检出
不能提供相关提示	提供相关检索

（三）期刊检索

期刊检索是直接在检索入口处选择刊名、出版单位、出版地、期刊的主题词或 ISSN 等，直接查找期刊。科研工作者在进行文章投稿前，可在期刊检索中检索和获取期刊的概况和编辑部的信息。

（四）分类检索

分类检索是从文献所属的学科角度进行检索，可以通过两种方法来实现：①在检索入口直接输入分类名或分类号来实现；②通过分类导航逐级展开来实现，通过期刊的分类导航或首字母的导航也可以逐级查找浏览期刊。

（五）高级检索

以 SinoMed 为例，点击检索界面上方的"高级检索"可进入高级检索功能。高级检索支持同时对多个检索字段同时进行限定，以提高检索精确度。CBM 提供的检索字段有：常用字段、全部字段、中文标题、英文标题、摘要、关键词、主题词、特征词、分类号、作者、第一作者、作者单位、国家、省市名、刊名、出版年、期、ISSN、基金等。例如，检索近 5 年发表于 *Biomaterials* 杂志上的骨再生相关文献，可同时对出版年、刊名、主题词这几个检索字段同时进行限定。

（六）个性化服务功能

许多文献检索数据库提供个性化服务功能。要使用个性化服务功能，首先要注册和登录"我的空间"，然后可制订检索策略并保存，还可定期调整检索策略获取最新信息。另外，还可以把感兴趣的文献存在"我的数据库"中，以供随时调用查看。

（七）检索结果处理

以 SinoMed 为例，文献有题录格式、文摘格式以及详细格式这三种显示格式。在检索结果状态下点击右侧的检索结果链接表，进入检索结果分析页面，可对检索结果的作者、单位、出版时间、期刊来源、主题词及文献类型等进行综合分析，还可对检索结果进行排序，主要包括按年代排序、按作者排序、按期刊排序和按相关度排序等。文献输出可以选择四种形式，包括全部记录、标记记录、当前页记录以及记录号。

第三节 全文获取方法

在文献检索数据库中查到文献摘要信息后，研究者经常希望能够进一步了解该文献具体的背景知识、相关实验方法以及查看文献结果和图表等，因此需要获取文献的全文。获取文献全文的途径多种多样，包括全文数据库（如中国知网）、书目型数据库提供的全文链接、期刊网站主页、综合搜索引擎、学术社交网站，甚至直接跟作者求助获取等。以下是几种最常用和最便捷的文献全文获取方法。

1. **书目型数据库中提供的全文链接** 书目型数据库如 PubMed、Web of Science、SinoMed、CBM 等都会提供全文链接。例如，PubMed 提供的文献题录类型有四种，分别是无文摘、有文摘、免费全文、PubMed Central（PMC）中的免费全文。在 PubMed 网页中可以直接在左侧过滤器中筛选可获得免费全文的题录，点击进入题录，可以获取提供全文的链接。大学图书馆一般会购买一些大型的全文数据库，因此部分付费的全文可以利用校园网获取。

2. **全文数据库直接获取** 比较有代表性的全文数据库包括 Science Direct、Springer、Wiley 等，但大多数情况是先从 PubMed 中获取全文链接，然后点击全文链接进入全文数据库获取全文，较少直接进入全文数据库进行搜索。

3. **综合搜索引擎** 近年来，随着开放获取理念的兴起，网络上涌现出大量免费学术资源，包括大量的免费全文。这些网站不仅提供了文献的所有来源，还列出了免费提供这些全文的链接。若无法免费获取全文，科研工作者还可以通过文献求助的方式向文章的通讯作者求助，获取文献全文。网络免费学术资源获取便捷，但需注意鉴别质量。

4. **期刊网站主页** 每一个学科领域都有具有代表性的高水平期刊，如生物医学领域的 *Cell*、*Nature*、*Science* 等。若读者对某个期刊的文章比较感兴趣，希望下载该期刊的文献全文或者是追踪该期刊发表的文章，可以直接登录该期刊的网站主页查看发表的文章，并下载全文。

5. **学术社交网站** 学术社交网站（如 ResearchGate、丁香园等）为科研工作者提供了交流的平台，不少学术社交网站除了提供实验技术交流、基金申请等交流版块外，还提供文献检索及获取功能。以 ResearchGate 为例，科研工作者可在平台上了解同行研究动态，交流新想法，分享研究成果、学术著作，参加科研论坛或兴趣小组。目前，ResearchGate 已拥有上百万名来自不同国家的注册会员，有 20 多个分类社区，其中最大的医学社区有 35 万注册用户。在 ResearchGate 下载文献全文的方法非常简便，登录 ResearchGate 主页，注册账号后在检索框中输入关键词进行检索即可。

第四节　常用的文献管理软件

文献回顾是科研人员了解背景知识和研究前沿的重要途径，也是科研灵感诞生的源泉。然而，随着文献数量的增多，文献管理混乱带来的问题逐渐凸显，如寻找文献所需的时间增加、知识掌握碎片化、文献丢失、科研灵感遗忘等。此外，研究工作进行到一定程度之后，需要以论文的形式将自己的研究成果与其他研究者分享，而在论文写作过程中，标注引用和插入参考文献是非常重要的一部分内容。如果平时没有做好文献管理工作，插入引用的参考文献将变得非常费时费力。熟练运用文献管理软件，可以提高阅读文献、获取信息的效率，免去撰写文章时手动编排文献的烦琐。本节为初学者介绍三种常用的文献管理软件。

一、EndNote

EndNote 可导入不同来源的文献题录资料，建立个人本地文献数据库，实现文献资料的高效管理和利用。其功能包括：①将搜集到的文献资源整合到一起，自动剔除重复的信息；②进行数据库检索，并对检索到的文献题录信息进行统计分析；③管理参考文献格式；④进行某一文献相关附件资料的管理，如全文、网页、图片和表格等；⑤可以方便地做笔记等，为系统积累知识、撰写综述等提供了极大的便利。下面详细介绍该软件的使用过程。

（一）创建数据库

数据库的建立是为了将不同来源的文献题录资料汇聚成一个数据库文件，剔除来源不同的相同文献题录，实现文献的归档和管理。如果是第一次使用，就要建立一个新库。科研工作者可按照自己的研究需求，对数据库进行分类和命名。具体步骤是下载软件后点击"File"，选择"New"，然后命名。

（二）导入文献题录

将获取的文献题录资源导入 EndNote，以方便后续的管理和应用。EndNote 中导入文献题录的方法很多，主要包括过滤器导入、手动导入 PDF 全文、内置在线检索功能、手动输入等。手动输入功能使用较为费时费力，EndNote 内置的在线检索功能检索速度也不甚理想，因此最常用的方法是过滤器导入和手动导入 PDF 全文，关于这两种方法的详细操作指引见附录一。

（三）管理数据库

EndNote 具有强大的文献管理功能，可便捷导入文献题录，并对其进行更新与编辑、标记、排序、查找、分组、去重、获取全文等，进而提高科研工作者文献阅读效率，节约写作时间。

1. **文献题录分组管理**　EndNote 的文献题录分组管理功能允许根据学科、主题或其他任何分类标准对文献题录进行分类管理，分组方式包括三种：普通分组、智能分组、组合分组（图 3-4-1）。普通分组是指创建分组文件夹之后，自行选定文献题录加入目标分组中，同一条题录可以根据需要同时出现在不同的分组中。智能分组是指设置作者、文献发表年份、题目、期刊等信息为检索条件,题录库中满足检索条件的文献题录将自动进入智能分组中。组合分组是指将两个以上的智能分组进行逻辑运算组合(AND, OR, NOT),形成新的智能分组。

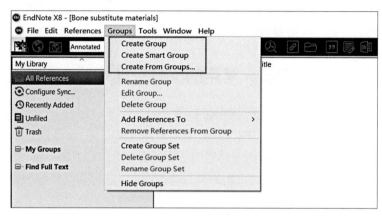

图 3-4-1　EndNote 的文献题录分组管理功能入口

2. **题录编辑与更新**　手动导入 PDF 全文或手动输入文献题录经常会出现文献题录信息不完整的现象,解决方法有两种:一是对文献题录进行手动编辑;二是利用 EndNote 的文献题录更新功能进行自动更新。对文献题录进行手动编辑的具体方法为:选择需要进行编辑修改的文献题录,在窗口右侧"reference"按钮下可以对作者、题目、杂志、年、卷、期等题录具体信息进行编辑修改(图 3-4-2)。利用 EndNote 的文献题录更新功能进行自动更新的具体方法为:选择需要进行题录自动更新的文献题录,点击鼠标右键,在弹出的菜单栏中选择"Find Reference Updates",开始搜索最新的题录信息。此后,会弹出窗口显示最新的文献题录,点击"Update All Fields"完成题录更新。

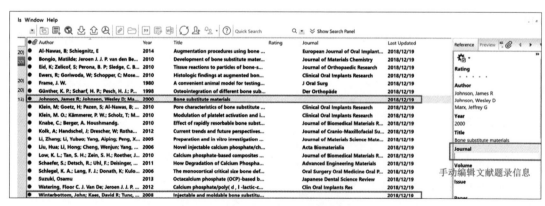

图 3-4-2　手动编辑文献题录

3. **EndNote 自动添加标记功能**　EndNote 有自动添加标记功能,看过的文献题录前方显示为白色圆点,没有看过的文献题录前方则显示为灰色圆点。

(四)引用文献

下载 EndNote 并安装成功后,EndNote 将自动整合到 Microsoft Office 中,实现边写边引功能。具体方法:首先,打开 Word 文档编辑界面,将光标移至需要插入引用的地方;然后，在软件左上角点击"Insert Citation"图标，在 EndNote 中选中想要插入的文献题录，点击"Insert"，即可成功插入引用及文献题录。

此外，EndNote 中还自带多种参考文献格式，以适应不同杂志的投稿要求。如果在软件自带的参考文献格式中未找到目标格式，还可以从互联网下载需要的文献格式，添加应用到 EndNote 中。若下载的文献格式无法完全满足要求，还可以通过软件左上角"Edit & Manage Citation（s）"功能手动修改文献格式。

二、NoteExpress

NoteExpress 是我国自主研发的文献检索与管理系统，其功能与 EndNote 较为相似，包括文献采集、管理、应用、挖掘等所有知识管理环节。

（一）创建数据库

与 EndNote 相似，第一次使用 NoteExpress 时需要创建一个数据库来存放和管理文献题录。

（二）导入文献题录

1. **过滤器导入**　题录的信息格式多种多样，例如 ENW、RIS 等格式。不同的数据库提供商也常采用自己独有的数据格式。因此，在导入题录时，需选择对应格式的过滤器。在 NoteExpress 中内置了上百种常见数据库的过滤器，能满足绝大部分的文献题录导入需求。下面以 PubMed 数据库为例进行简要介绍：

（1）导出：登录 PubMed，输入检索式进行检索，在检索结果列表中勾选需要导出的题录，然后在"send to"中选择"File"，然后选择"Medline"，接着在保存对话框中，将文件保存到电脑的指定位置。

（2）导入：切换到 NoteExpress，选择"文件 > 导入题录"。在导入对话框中，选择文件的保存位置，选择过滤器和需要导入的文件夹。点击"开始导入"。另外，在某些文献检索网站中可以不跳转到 NoteExpress 即可将文献题录导入：在文献摘要页面点击"引用"，选择"NoteExpress"然后点击"直接打开"即可。

2. **全文导入和题录更新**　对于已下载的全文，NoteExpress 的全文导入工具可以便捷地将这些题录信息导入软件，然后借助题录更新工具补齐题录的其他信息。

（三）管理数据库

科研工作者将题录导入数据库后，NoteExpress 中具有强大功能的管理模块可帮助科研工作者管理数据库，包括虚拟文件夹、附件和标记等。

1. **虚拟文件夹**　在 NoteExpress 中，可以通过"题录"右键菜单中的"添加文件夹"创建虚拟文件夹（比如关于某个主题或学科），从而对题录进行分门别类的整理。

2. **附件**　在 NoteExpress 中，可以直接点击"添加"，使任何形式的文件（比如 PDF、Word、JPEG 等）导入作为 NoteExpress 的附件。

3. **查找重复题录**　通过多种检索方式得到的文献题录容易出现重复。若需找出重复信息，可借助 NoteExpress 中查找重复题录的功能。点击"工具"菜单，选择"查找重复题录"，在弹出的对话框中选择需要查找重复题录的文件夹，定义重复题录的字段设置。点击"查找"，NoteExpress 则会将重复题录信息自动显示出来。

4. **标记**　在 NoteExpress 中，可以使用标记以突出重要文献题录、已阅读题录、未阅读题录等。

5. 笔记 阅读文献时,萌生的想法需要随时记录下来。传统的做法是随手在笔记本上记录或者建一个电子文档记录,这些方法最大的弊端就是过于零散,很多笔记会慢慢丢失,这对于科研工作者来说是极大的浪费和损失。利用 NoteExpress 可以随时在题录下面记笔记,并且跟科研工作者阅读的文献题录信息关联在一起,极大地提高了研究效率。NoteExpress 会自动在笔记文件夹下创建与题录同名的文件夹存放笔记。添加过笔记的文献,NoteExpress 会在标记列通过显示紫色的色块进行提示。

(四) 引用文献

NoteExpress 在安装后会自动整合到 Word 文件中,帮助科研工作者在写作过程中边写边引用。NoteExpress 内置了常见的中文和英文期刊的参考文献样式,便于在不同参考文献格式之间进行转换。其使用方法与 EndNote 大致相同。

EndNote 和 NoteExpress 在创建数据库、导入文献题录、管理数据库和应用等方面存在较多相似性,但是也有其各自的优缺点。EndNote 为英文操作界面,在线检索比 NoteExpress 方便,在线数据库比 NoteExpress 多,认可度比 NoteExpress 高(许多 SCI 杂志只认可 EndNote 而不认可 NoteExpress),支持 MAC 操作系统。缺点是许多中文文献题录导入 EndNote 之后会出现乱码,软件中也没有自带中文杂志文献格式,因此管理中文文献比较麻烦。而 NoteExpress 为中文操作界面,优点是可以直接导入 CNKI 的文献题录,自带许多国内杂志的文献格式,无需手动建立新格式,因此管理中文文献更为方便。建议二者配合使用,特别在数据导入及样式输出方面。两种软件的比较详见表 3-4-1。

表 3-4-1　文献管理软件 NoteExpress 与 EndNote 的比较

文献管理软件	便捷性	使用步骤	下载功能	操作系统兼容性
NoteExpress	管理中文文献更便捷	二者相似	中文全文＋中英文题录	不支持 MAC 系统
EndNote	管理英文文献更便捷	二者相似	英文全文＋英文题录	支持微软系统和 MAC 系统

三、医学文献王

医学文献王也是国内自主开发的一款文献检索和管理软件。该软件集文献检索、文献管理、全文求助、论文写作等功能于一体。

医学文献王界面使用方便,菜单上有直接对接多种中英文数据库的检索入口。检索结果可直接导入其中,便于进行文献的管理和保存。此外,还有检索任务、自动更新 PubMed 和 CNKI 的数据、定期检索数据库中更新的相关内容等功能。该软件还帮助科研工作者获取 PubMed 数据库中提供的免费全文以及网络之间互连的协议(IP)授权的数据库产品,并提供中外文全文在线求助服务。在"MeSH 检索"栏目,科研工作者可根据软件提供的中英文对照,确定准确的主题词和多种副主题词,方便进行组配,提高检索效率和质量。在"期刊检索"栏目,科研工作者可在论文投稿前对期刊影响因子等信息进行全方位的了解。但是,后两者功能需要升级为专业版才可使用。下载软件后即可观看 6 个视频教程:授权管理、文献检索、文献管理、全文获取、论文写作、文献分析,使科研工作者快速了解其功能和应用。

(阎 英 洪 筠)

参 考 文 献

1. 郭继军. 医学文献检索与论文写作. 4版. 北京: 人民卫生出版社, 2018.

2. 黄燕. 医学文献检索. 2版. 北京: 人民卫生出版社, 2009.

3. 孙竹梅. 中美两国大数据研究文献的对比与分析. 新世纪图书馆, 2015 (1): 91-96.

4. 葛驰, 朱雷. 对万方数据库的浅析. 医学图书馆通讯, 1998 (4): 24-26.

5. 齐青. Web of Science 的检索和应用. 图书馆工作与研究, 2013 (2): 110-112.

6. 李金兰. CNKI、万方、维普资源比较与分析. 情报探索, 2011 (4): 59-61.

7. 张建平, 邱景, 仇顺海. 常用军事医学信息资源数据库及网站的利用. 海军医学杂志, 2007, 28 (4): 358-360.

第四章 实验设计、实验安全及实验技术

在进入实验室正式开展课题实验之前，研究人员需要利用已有的知识进行实验设计，只有完善的实验方案、完整的实验数据，才能最大程度验证提出的科学假设。为了让读者更深刻地认识到实验设计的重要性，本章从一篇已发表的文章入手，详细解析实验设计的思路和要点，从而帮助学生在开展实验之前制订合理的实验方案。

在开始实验时，除了要进行充分的实验设计之外，更重要的是要确保实验人员的安全，因此本章着重介绍了实验室的操作规范及实验安全注意事项，只有在确保安全实验的基础上，才可以进行正式实验。最后，也对实验过程中常用的实验技术和设备进行了介绍，方便初入门的科学研究者快速了解实验技术和可能用到的材料表征设备。

第一节 实验设计思路和要点

一、实验设计思路的重要性

通过文献回顾确定科学问题后，下一步则是根据要解决的科学问题来进行实验设计。初入门的研究者容易过于关注实验技术及操作而忽略了实验设计的重要性。实验设计在整个科学研究中的重要性好比卫星轨道之于卫星，只有巧妙地计算好卫星的飞行路线和运行轨道，才能使其在发射后成功进入运行轨道。在开展正式实验之前，应当分配足够的时间设计整个课题项目。只有严谨的实验设计才能保证每部分的实验内容都紧扣科学问题，层层深入地论证研究假设，解决研究问题。此外，实验设计应具有相关领域的特色。

二、案例分析

本章以一篇代表性论文作为案例，解析其实验设计的模式，为读者进行课题实验设计提供案例参考（图4-1-1）。

（一）实验目的

例文的题目是"含有 Sr、Mg 和 Si 的高强度生物陶瓷涂层对炎症、破骨和成骨作用的影响"。此研究需要制备具有诱导骨整合，降低炎症反应，平衡破骨和成骨再生过程的口腔种植体涂层材料。此外，此材料还需与种植体形成高强度的结合，才能保证良好的骨整合和较长的使用寿命。为了达到所要求的性能，需要通过改进材料的配方组成和涂层的制备方法来完成。实验方向的确定可以通过文献查阅等方法来辅助。在本篇例文中，通过查阅文献发现，生物活性元素如 Sr、Mg 和 Si，在调节生物反应中起重要作用。所以，本课题利用

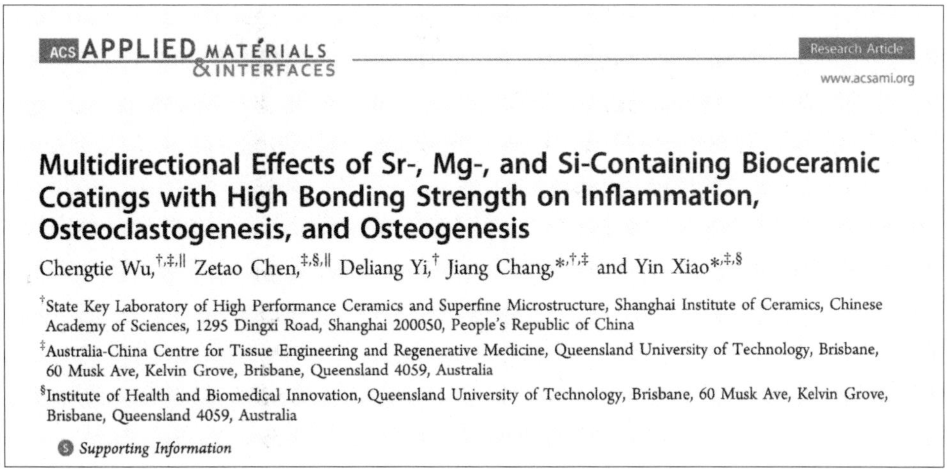

ACS APPLIED MATERIALS & INTERFACES

Research Article

www.acsami.org

Multidirectional Effects of Sr-, Mg-, and Si-Containing Bioceramic Coatings with High Bonding Strength on Inflammation, Osteoclastogenesis, and Osteogenesis

Chengtie Wu,[†,‡,‖] Zetao Chen,[‡,§,‖] Deliang Yi,[†] Jiang Chang,*[,†,‡] and Yin Xiao*[,‡,§]

[†]State Key Laboratory of High Performance Ceramics and Superfine Microstructure, Shanghai Institute of Ceramics, Chinese Academy of Sciences, 1295 Dingxi Road, Shanghai 200050, People's Republic of China

[‡]Australia-China Centre for Tissue Engineering and Regenerative Medicine, Queensland University of Technology, Brisbane, 60 Musk Ave, Kelvin Grove, Brisbane, Queensland 4059, Australia

[§]Institute of Health and Biomedical Innovation, Queensland University of Technology, Brisbane, 60 Musk Ave, Kelvin Grove, Brisbane, Queensland 4059, Australia

Ⓢ Supporting Information

图 4-1-1 论述实验设计的代表性论文

Sr、Mg 和 Si 的生物活性来调节 Ti-6Al-4V 种植体的骨免疫调控性能,同时通过使用等离子体喷涂技术制备涂层以提高其与种植体的结合力。

(二)材料制备

确定了研究方向后需要进行实验方案的设计。在设计方案时,要根据实验要求从原料入手一步一步地合成所需材料,制订方案时要考虑周全,考虑到制备过程中可能发生的变故和处理方案。例文计划在 Ti-6Al-4V 种植体表面制备含有 Sr、Mg 和 Si 的生物活性涂层,需要设计含有 Sr、Mg 和 Si 的生物活性粉体,例文是用高温烧结制备了含有 Sr、Mg 和 Si 的生物活性陶瓷,并对材料进行破碎处理后过筛分级,最终得到需要的粉体。获得粉体后,利用等离子体喷涂的方法将所制备的陶瓷粉体喷涂在 Ti-6Al-4V 种植体表面,最终制备出含有生物活性元素的陶瓷涂层种植体。

(三)材料表征

获得所需的样品之后,需要对样品进行表征,根据所需检测的材料性能来确定测试方法。例如,进行成分分析要使用 X 射线衍射仪(X-ray diffraction,XRD)或能谱仪(energy dispersive spectrometer,EDS),需要观察表面微观结构可使用扫描电子显微镜(scanning electron microscope,SEM)或透射电子显微镜(transmission electron microscope,TEM)。例文中使用 SEM、XRD 来表征粉体及涂层的成分和微观形貌,确定所合成的粉体为实验所需粉体,并且观察了粉体与种植体结合后的形貌。同时,为了证明这些离子可以稳定释放,进行了电感耦合等离子体原子发射光谱法(electron-coupled plasma atomic emission spectrometry,ICP-AES)分析,并模拟人体环境测试了不同时间离子的释放量。最后,测试了涂层与种植体的结合力,并通过测试热膨胀系数来解释具有较高结合力的原理。从测试内容可以看出,为了获得理想的表征结果,需要充分利用各种分析手段来验证自己的设想,并且需要思维缜密,结构完整,这些都需要在前期的实验设计中认真思考。

(四)生物学性能表征

最后,需要验证材料具有良好的生物学性能,比如无细胞毒性,有促进骨生成、诱导骨整合的能力等。为了测试材料的生物相容性,通常会采用体外细胞培养的方法,通过实时荧光定量 PCR(quantitative real-time PCR,RT-qPCR)和蛋白质免疫印迹(Western Blotting)分析检测细胞因子的表达情况。通过对特定细胞因子的表达变化来评价材料是否具有良好的生物学性能。例文中由于材料是作为一种具有诱导骨整合，降低炎症反应，平衡破骨和成骨再生能力的齿科种植体涂层材料，所以需要从免疫反应、破骨行为和成骨行为等方面进行测试。文章研究了骨髓间充质干细胞（bone mesenchymal stem cells，BMSCs）、巨噬细胞（macrophages）、破骨细胞（osteoclasts）和材料的相互作用，通过不同细胞与材料接触后相关基因的表达变化来判断其炎症反应、骨整合等性能，比如通过检测与炎症相关的细胞因子（IL-10、IL-1ra、TNF-α、IL-1β、IL-6 等）的表达变化来判断材料是否具有抑制炎症的作用。而破骨细胞的生成和破骨行为的情况则是通过检测 *TRAP*、*CTSK*、*CA2*、*RANK* 和 *MMP9* 等基因的表达变化来判断。采用同样的方法，成骨性能则通过检测 *ALP*、*OPN*、*OCN*、*COL1* 和 *IBSP* 的变化来进行判断。

在生物学实验中，还有一个常见问题是有些实验所得出的参数并没有详细的评价标准，比如测试结果大于多少或者少于多少就可以证明其性能优越，所以通常在生物学实验中还需要做一组空白对照实验和 / 或阴性对照实验，以证明其生物学性能的优越性。例文中选择商业化常用于种植体表面处理的羟基磷灰石涂层作为对照组，通过和对照组比较，证明实验所制备的涂层具有比目前的商业化涂层更好的生物及物理化学性能。

（五）实验流程

通过以上内容可以看出，一个课题项目，只有紧扣科学问题，加上严谨的实验设计，层层深入，逐级论证，才能达到解决科学问题的目的。例文实验设计的流程见图 4-1-2。

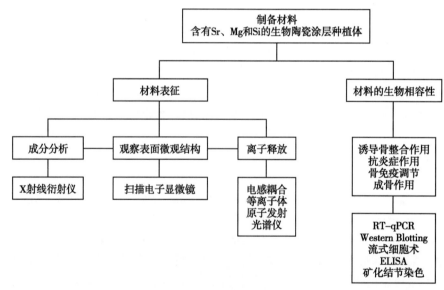

图 4-1-2　实验设计流程图

第二节　实验室安全

一、实验操作规范

实验室作为高校学生的重要教学实践基地和科研场所，在人才培养和学术研究过程中发挥着极其重要的作用。实验室安全不仅涉及实验操作者本人的安全，还包括实验室内其他人员、周边人员和环境的安全。所有实验室人员在开始实验前，必须接受实验室安全培训，学习实验室安全管理制度、仪器设备的操作规程、有毒有害化学品知识、实验生物废弃物分类等方面的安全管理规定。在实验过程中，应严格遵守实验室制度，规范操作，端正安全第一的态度，坚守生命高于一切的理念，时时讲安全，事事讲安全，避免事故发生。本节讲述了实验室基本安全知识、实验过程中常见的安全隐患及注意事项。

（一）生物安全实验室分级

根据国际通用的分级标准，生物实验室分为 4 级（一般称为 P1、P2、P3、P4 实验室），1级（P1）最低，4 级（P4）最高。P1 实验室级别最低，一般用于操作所有特性都已清楚并且已证明不会致病的微生物相关实验。P2 实验室适用于进行已知的中等程度危险性，并且与人类某些常见疾病相关微生物的实验。P3 实验室适用于操作本土或者外来的通过呼吸途径传染使人致病或可能有致死作用的有毒微生物或其毒素。P4 实验室级别最高，对实验室的构建要求也最高，适用于操作有极高危险性并且可以致命，通过空气传播或传播途径不明，目前尚无有效的疫苗或者治疗手段的有毒微生物或其毒素。

（二）实验人员基本防护要求

实验人员在实验室工作时，必须穿工作服或防护服，在实验结束时，需将工作服或防护服放在指定位置，严禁穿着实验防护服离开实验室工作区域。实验过程中需戴手套和口罩，在进行腐蚀性或毒性实验时，根据情况佩戴合适的安全眼镜、面罩等防护设备。在处理完生物感染性、危害性材料和动物后，以及在离开实验工作区前，都必须彻底洗手。严禁将个人用品带入实验工作区，禁止在实验室内进食、饮水、吸烟等。不得将实验室内任何有危害的化学品或感染性生物制品擅自带出实验室。

（三）生物安全柜的使用

每次实验前需检查生物安全柜运行是否正常，生物安全柜正常工作时才能使用。在生物安全柜内的工作开始前和结束后，风机应至少运行 5min。生物安全柜内应尽量少放置器材或标本，并且应避免物品阻挡空气格栅，以免影响排风系统的气流循环，引起物品的污染或操作者的暴露。在生物安全柜内操作时，不能进行文字工作。操作者应尽量减少反复将手臂移出和伸进生物安全柜的次数，降低污染风险，并应尽量减少操作者身后的人员活动。所有工作必须在工作台面的中后部进行，并能够通过玻璃观察挡板看到。

（四）移液管和移液辅助器的使用

在吸液体或弃液体时应使用移液辅助器，严禁用口吸取。所有移液管应带有棉塞以防止或减少污染移液器具。不能向含有感染性物质的溶液中吹入气体，不能使用移液管反复吹吸混合感染性物质。在使用移液管时，严禁将管内液体吹出。污染的移液管应浸入消毒液中充分浸泡后再处理。盛放废弃移液管的容器应当放在生物安全柜内。

（五）血清的分离

在进行这项工作前，实验人员需经过严格培训。操作时，实验人员应戴手套以及眼睛和黏膜的保护装置。分离后的血液和血清，应当使用移液管小心吸取，而不能倾倒。移液管使用后应完全浸入到适当的消毒液中，并在消毒液中浸泡一定时间，然后再丢弃或灭菌清洗后重复使用。当废弃标本管带有血凝块时，需要加盖后高压灭菌处理。

（六）注射器和针头的使用

使用注射器和针头时，应注意实验操作规范。例如：①选用适宜容量的注射器，过大容量容易导致过大误差；②注意上紧针头，避免使用过程松脱；③抽吸液体时应确保针头伸到液面之下，避免空吸产生过多气泡；④在排空气体时应保持针头向上，且避免用过大推力，导致液体大量喷出；⑤避免在同一注射器里混合不同液体；⑥废弃的一次性针头和注射器必须按实验室规定投入锐器盒内，统一处理。

（七）洗手和清除手部污染

实验室人员需要经常彻底地洗手，尤其在处理完生物危害性材料和动物后，以及离开实验室前必须洗手。一般情况下，使用普通的肥皂和水彻底冲洗即可，若在完成高度生物风险的实验后，建议采用杀菌肥皂或杀菌洗手液。手要完全抹上肥皂或洗手液，搓洗，用干净水冲洗后再用干净的纸巾或毛巾擦干。洗手后，应使用纸巾或毛巾关上水龙头，以防止再度污染洗净的手。当不能进行彻底洗手或洗手不方便时，应用酒精或消毒液擦手。

（八）洗眼器和紧急喷淋装置

洗眼器可分为立式洗眼器、悬挂式洗眼器、复合式洗眼器及便携式洗眼器等。在实验过程中，如实验操作者的眼睛或皮肤接触到试剂或病原微生物时，应立即用洗眼器和紧急喷淋装置冲洗或冲淋眼睛和皮肤，避免有害物质对人体造成进一步的伤害。情况严重时，必须尽快到医院进行治疗。

二、化学品的安全使用

在实验过程中实验人员会接触到很多有毒有害的物品，为了实验者的安全，这些物品必须严格管理，严格按规定使用。本部分简要介绍了有毒有害物品（详见附录二）、易制爆危险化学品（详见附录三），以及它们的购买、接收、储存等流程。

（一）有毒、有害物品的购买

有毒有害物品的购买需遵循特定流程，不同研究机构有其特定的购买流程。一般要求实验人员应根据实验室相关物品采购计划，填写购买计划单，报批实验室负责人。得到批准后，移交采供部。由采供部向所在地食品药品监督管理部门或相关行政部门提出申请，得到批准后，采供部门二人持相关证件，包括"毒品购买证"或麻醉、精神药品购买证到指定单位购买。在物品运送途中，必须实行有效的防范措施以保证物品安全交至科研机构内有毒有害物品管理部门。

（二）有毒、有害物品的接收

该类物品必须由两位保管员进行验收，核实与购买计划单是否一致。检查包装是否完好，封口是否严密无启封痕迹，是否无污染、渗漏、破损和混杂，标签是否清晰等。精密称定重量，并须由两位采购员、两位保管员四人核对确认。若有任何不合格，应拒绝接收并报告主管领导。验收合格后，应填写接收记录，由两位采购员、两位保管员签名。瓶外贴上标签，写明编号、购进日期、重量和有毒标志。

（三）有毒、有害物品的贮存保管

此类物品必须在专用库存放，专人保管，双人双锁，并进行分类、分堆贮存，贴标签，标示名称、危险性和预防措施。贮存环境及条件严格按《危险化学品安全管理条例》（中华人民共和国国务院令第 591 号）中的要求执行，特殊品种严格按照产品说明书进行贮存。库房内严禁休息、饮食、做试验、串倒换桶、焊接动火、整修、分类等危险作业。发现包装破损、渗漏，应及时报告主要负责人，同时做好安全处理。

三、实验室废弃物分类及处理流程

实验过程中产生或残留的对人体和环境有直接、间接或潜在危险作用的物质都属于实验室废弃物，包括化学废弃物、生物废弃物（含实验动物废物）、放射性废弃物等。实验室废弃物必须按要求进行分类、收集并存放在指定地点。有毒有害实验室废弃物应统一交由具有相关资质的公司进行无害化处理。实验室化学废弃物分类处理流程见图4-2-1。实验室生物废弃物分类处理流程见图4-2-2。

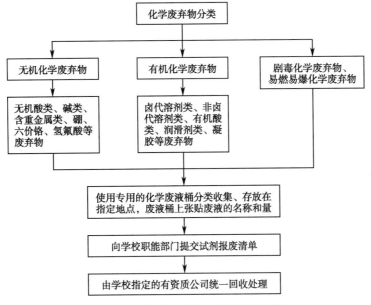

图4-2-1 化学废弃物分类及处理流程

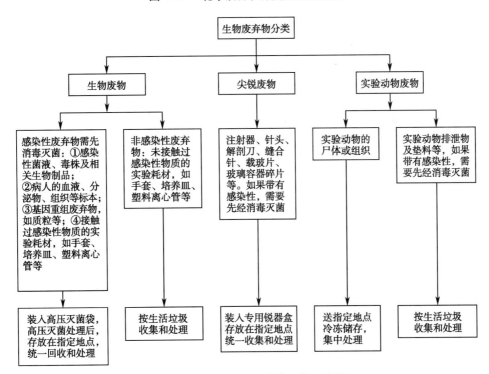

图4-2-2 生物废弃物分类及处理流程

四、设备的安全性

在使用仪器设备前，首先应学习仪器设备的操作方法，严格按操作规程正确操作，避免一切可能造成危害的操作行为。同时，应做好相应的防护措施。

1. **厌氧罐** 厌氧罐使用前需要确定催化剂周围电线完好,否则可能导致爆炸、有害物质扩散等危害。

2. **干燥器** 干燥器使用时需要将待干燥的物品放于金属笼具中。若其使用不当,可能会引起爆炸、有害物质扩散等危害。

3. **匀浆器、组织研磨机** 匀浆器、组织研磨机在使用时需要注意周围实验环境安全。若使用手动组织研磨器,管外需要用可吸收材料包裹。其使用不当可能发生容器破裂、有害物质泄漏等危害。

4. **超声处理器、超声波清洗仪** 超声处理器、超声波清洗仪需要在安全的实验环境中使用。若使用不当可能产生气溶胶,造成听力损伤、皮肤损害等危害。

5. **培养搅拌器、振荡器、搅拌器** 培养搅拌器、振荡器、搅拌器需要在安全的实验环境中使用。使用时需在生物安全柜内操作,并保证容器瓶盖的稳固牢靠。其使用不当可能会产生气溶胶、有害物质喷溅和泄漏等危害。

6. **冷冻干燥机** 冷冻干燥机(冻干机)用"O"形连接器密封整个机器,用空气过滤器保护真空管,用化学法等方法有效清除污染,配备全金属脱水器和蒸汽冷凝器。使用时需要仔细检查所有玻璃真空管表面是否有擦痕,且仅限使用专门设计用于真空作业的玻璃器具。其使用不当会产生气溶胶和污染材料等危害。

7. **水浴器** 水浴器应定期清洁和消毒,使用时人员不能离岗,并注意其中水量,使用完毕须关闭电源。其使用不当会造成微生物繁殖污染。

8. **离心机的使用** 离心机使用应严格按照操作手册。离心管放入前应检查是否完好,是否拧紧瓶盖。样品要在离心机中摆放对称平衡,必要时可用装有适量蒸馏水的试管来平衡。其使用不当会带来有害物质泄漏、喷溅等危害。

五、实验室常见安全标志

安全标志由图形符号、安全色、几何形状(边框)或文字构成。图 4-2-3 为实验室常用的安全标志。

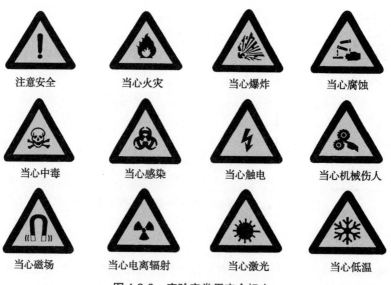

图 4-2-3 实验室常用安全标志

第三节　实验室常用技术与设备

为了让初入实验室的科学研究者快速了解口腔医学中常见的实验技术和设备,本节对口腔医学中常用的实验技术,如消毒与灭菌、细胞培养技术、蛋白质技术、核酸技术、动物实验技术以及一些生物学、材料学的表征手段等进行介绍。

一、消毒与灭菌

消毒是指利用各种物理或化学手段杀死大部分微生物的过程,但无法杀死孢子。灭菌是指利用各种物理或化学手段杀死所有微生物的过程,包括孢子。消毒不一定能达到灭菌的要求,但是灭菌一定能达到消毒的目的。

(一)常用的消毒与灭菌的方法

常用的消毒与灭菌的方法可分为物理法和化学法。

1. 物理法　物理法是利用高温或辐射等物理手段,使微生物的蛋白质变性或凝固,从而达到消毒或灭菌的效果。实验室常用的物理消毒灭菌方法有高压蒸汽灭菌法、干热灭菌法、紫外线照射灭菌法及过滤法等。

(1)高压蒸汽灭菌法:高压蒸汽灭菌法是目前最常用,最有效的一种灭菌手段,其利用高温对微生物有明显的致死作用达到灭菌的目的。在高压蒸汽灭菌器内形成一个密闭环境,其中的水在标准大气压下加热至 100℃后开始沸腾,水蒸气使密闭空间压力增加,沸腾温度随之增加。一般高压蒸汽灭菌器的压力约为 102.97～137.30kPa,温度可达到 121～126℃,在此温度下,仅需 15～30min 即可达到灭菌的效果。它的优点是灭菌所需时间较短,而且物品不容易过分潮湿。高压蒸汽灭菌主要应用于耐高温、耐高压及耐湿物品的灭菌处理,如普通培养基、生理盐水、手术器械等。

(2)干热灭菌法:干热灭菌法是指相对湿度在 20% 以下的干燥环境下利用高温进行灭菌的技术,常用的干热灭菌法有灼烧法及干热空气灭菌法等。干热灭菌法利用高温环境,通过凝固菌体蛋白质达到杀死微生物的目的。其中,烤箱作为常用的干热灭菌器,主要通过脱水干燥和大分子变性达到灭菌的效果。干热灭菌法主要用于要求干燥且耐高温物品(如玻璃及金属制品等)的灭菌处理。一般像塑料等不耐高温的物品以及液体试剂等含有水分的物品不能采用此种方法。

(3)紫外线照射灭菌法:紫外线照射灭菌法是指利用波长 240～260nm 的强紫外光对流水、空气或固体表面进行照射,以达到杀灭水、空气及固体表面各种细菌、病毒及其他病原微生物的目的。各种细菌、病毒及其他病原微生物受到一定剂量紫外线照射后,其 DNA 中相邻的胸腺嘧啶形成二聚体,干扰 DNA 的复制,导致病原微生物的变异或者死亡。紫外线不仅可以杀灭 DNA 病毒,对于 RNA 病毒也有灭活作用。它可以在不使用任何化学试剂、非高温的情况下达到灭菌的目的,具有成本低、效率高的优点。紫外线照射灭菌法常用于门诊诊室、手术室、换药室等的空气和物品表面的消毒灭菌,照射时间 20～30min。

(4)过滤法:过滤法是指利用滤菌器除去不耐高温液体中的细菌的方法。滤菌器的孔径非常小,可以阻挡细菌的通过,从而达到除菌的目的。其中,0.22μm 孔径的滤器可以达到滤菌的效果。过滤除菌法常用于不耐热液体(如血清、抗毒素、药物等)的除菌,但无法达到去除病毒、支原体等的效果。

2. 化学法 化学法是指用具有消毒或者灭菌作用的药物直接作用于微生物并渗透到其内部，使其蛋白凝固变性；或者破坏其细胞膜结构从而改变其渗透性以消毒灭菌。化学法包括熏蒸法、浸泡法、喷雾法、擦拭法等。熏蒸法是指将消毒剂加热或加入氧化剂，使其产生气体而进行消毒灭菌的方法。浸泡法是指将清洗并干燥后的物品浸泡在消毒剂中进行消毒灭菌的方法。喷雾法是指利用喷雾器将消毒剂弥散在空气中，以达到对空气和物品表面消毒灭菌的方法。擦拭法是指用消毒剂直接擦拭人体或物品表面，从而达到消毒灭菌的方法。

（二）化学消毒剂分类及常用的化学消毒剂

1. 化学消毒剂的分类 化学消毒剂一般可以分为高效消毒剂、中效消毒剂和低效消毒剂。高效消毒剂可杀灭所有病原微生物，包括孢子。中效消毒剂可杀灭细菌繁殖体，不包括孢子。低效消毒剂可杀灭多数细菌繁殖体，不包括结核杆菌、亲水性病毒及孢子。

2. 常用化学消毒剂 在选择消毒剂时需根据消毒物品的特性和病原微生物的特性选择合适的消毒剂，并且需要严格掌握消毒剂的有效浓度、消毒时间及使用方法。常用的化学消毒剂包括含氯消毒剂、甲醛类消毒剂、戊二醛、乙醇、碘伏、碘酊、过氧化氢、过氧乙酸等。

（1）含氯消毒剂：含氯消毒剂是一类广泛应用的广谱化学杀菌剂，如次氯酸钠、次氯酸钙、二氯异氰尿酸钠、氯胺等。含氯消毒剂可用于一般消毒，浸泡非金属类的污染材料，消毒饮用水，处理血液及其他生物危害性溢出液体。由于氯气有强毒性，须在通风良好的地方储存使用，并且不能与酸混合，以避免氯气快速释放。

（2）甲醛类消毒剂：甲醛类消毒剂包括多聚甲醛、福尔马林两种形式，均可加热变为气态，用于封闭空间的消毒和清除污染。在温度高于 20℃ 时，甲醛为气态，可以杀死除朊蛋白外所有的病原微生物及其孢子。然而，甲醛被怀疑具有致癌性，且气味刺激性较大，需在通风良好的地方储存及使用。

（3）戊二醛：戊二醛可杀灭细菌繁殖体、孢子、真菌及病毒，不具有腐蚀性，且比甲醛作用迅速。但戊二醛具有毒性，对皮肤及黏膜具有刺激性，应避免直接接触，且必须在通风良好的地方储存及使用。

（4）乙醇：乙醇对于繁殖的真菌、细菌以及含脂病毒都具有灭活作用，但不能杀灭孢子。乙醇溶液最有效的使用浓度约为 75%，其处理物品后不会留下任何残留物，通常与其他试剂混合使用可达到更有效的消毒灭菌效果，如与甲醛混合使用。乙醇可通过擦拭的方式消毒物品表面，如皮肤表面、生物安全柜台面等，也可通过浸泡的方式消毒外科手术器械等。

（5）碘与碘伏：碘易使消毒物品的表面着色，一般不作为消毒剂，但通常用碘伏及碘酊作为抗菌剂。多聚碘可用于外科手术时手部消毒和术前皮肤消毒，一般不用于消毒医疗器械。碘有毒性，需在 4～10℃ 的环境下储存。

（6）过氧化氢及过氧乙酸：过氧化氢及过氧乙酸为强氧化剂，具有相对较高的安全性，可用于实验台及生物安全柜工作台面的消毒。经其消毒的物品如需接触黏膜或者眼睛，必须经过彻底的清洗以防止腐蚀灼伤。过氧化氢及过氧乙酸应当避热避光储存，以防止其分解失效。

二、细胞与细胞培养技术

（一）细胞的基本概念

1. 细胞系 细胞系（cell line）是指原代培养物在第一次传代成功后得到的具有增殖能

力的细胞群体。细胞系的生存期可以是有限的，也可以是无限的。如果细胞系的生存期有限，称为有限细胞系（finite cell line）。如果细胞系已获无限繁殖能力，称为连续或无限细胞系（infinite cell line）。大多数二倍体细胞为有限细胞系。

肿瘤细胞是现有细胞系中数量最多的一类，目前已建的细胞系主要为这类细胞。肿瘤细胞大多来自于癌变组织，一般为上皮型细胞，通常已传几十代甚至上百代，异体接触致瘤，具有永生性，丧失接触抑制能力。

2. 原代细胞 原代细胞（primary culture cell）指从人或动物体内取出后马上开始培养的细胞。一般培养的第1代细胞和传代低于10代的细胞都可以称为原代细胞，其在基础研究中应用广泛。原代细胞保留了很多来源组织的重要生理特性，能高度模仿体内的情况，且没有遗传和化学的改变。因此，原代细胞是许多研究中理想的细胞模型。

3. 干细胞 干细胞（stem cell）是一类具有自我复制和分化能力的细胞。在特定条件下，可以被诱导分化成多种功能细胞，是形成哺乳动物各组织器官的原始细胞。根据分化能力，干细胞又可分为全能干细胞（totipotent stem cell）、多能干细胞（pluripotent stem cell）和单能干细胞（unipotent stem cell）。全能干细胞具有能够发育成为各种组织器官的完整个体潜能的细胞。多能干细胞是指具有分化出多种细胞、组织潜能的细胞。单能干细胞是指只能向一种或两种密切相关的细胞类型分化的细胞。胚胎干细胞是一种高度未分化细胞，能分化出成体动物的所有组织和器官。

（二）细胞培养技术

细胞培养技术是指将人或动物活体的细胞、组织或器官离体进行体外培养的技术，可以体外培养单个细胞或单一细胞群，使其在适宜条件下生长并保持细胞特性。细胞培养技术一般分为原代培养和传代培养。

1. 原代培养 原代培养是指直接从人或动物活体取下细胞、组织或器官，使其在体外维持生长。常用的原代培养法有组织块培养法和消化培养法。组织块培养法是指在获取需要的组织块以后，将其剪碎并直接放在培养瓶壁上，然后加入合适的培养基进行培养的方法。消化培养法是指将剪碎的组织块经酶解，除去细胞间质，使细胞分离形成细胞悬液后进行培养的方法。消化培养法中细胞生产方式多为单层生长。其优点是单层细胞生长较快，缺点是操作步骤烦琐，且需把握好消化程度，否则会对细胞造成一定的损伤。

2. 传代培养 原代培养成功以后，随着培养时间的延长，细胞不断分裂，越来越多，此时就需要将培养物分割成小的部分，进行分离培养，避免细胞因繁殖空间缺乏，营养耗竭而影响其生长，这个分离培养的过程就称为传代培养。常用的传代培养法有消化传代和不消化传代。消化传代主要针对的是贴壁生长的细胞，利用胰蛋白酶等消化液使贴壁细胞脱落，然后再分瓶培养。不消化传代主要针对悬浮细胞，离心除去旧培养液，然后再分瓶培养。

（三）常见的细胞资源平台介绍

1. 国际细胞资源平台

（1）美国模式菌种收集中心：美国模式菌种收集中心（American type culture collection，ATCC）是世界上最大的生物资源中心，成立于1925年，是位于美国马里兰州洛克菲勒市的一家私营的非营利性组织。目前它可以提供各种动植物细胞、标准品、菌株达2万多种。它是世界卫生组织下属生物标准品实验室［英国国家生物制品检定所（NIBSC）］、欧洲药品质量管理局（EDQM）在中国指定的进口商，同时也代理进口其他菌种保藏机构的产品，比如德国国家菌种保藏中心（DSMZ）、英国国立标准菌种收藏中心（NCTC）等，为国内科学研究以及生产用户提供细胞株、菌株等生物标准品。网址：https://www.atcc.org。

（2）JCRB：JCRB（Japanese Collection of Research Bioresources Cell Bank）隶属于日本国立生物医学创新研究所（National Institute for Biomedical Innovation，NIBIO）。JCRB 成立于 1984 年，收集各种研究用细胞株（以人源细胞株为主），对所收集的细胞株进行质量控制检测，并结合现代生物及电子信息学技术，整理、收集、建立和管理所收集细胞的相关信息。JCRB 现已收藏了 3 000 多株细胞，其中绝大多数为人源细胞，包括人源肿瘤细胞、非肿瘤细胞和稀有疾病细胞，以及人源胚胎干细胞等。网址：https://cellbank.nibiohn.go.jp/english/。

2. 国内细胞资源平台

（1）国家实验细胞资源共享服务平台：国家实验细胞资源共享服务平台是在国家科技基础性工作项目、科技基础条件平台建设项目等支持下建立的基础性、公益性科技支撑平台，是国家自然科技资源平台的重要组成部分。其主要工作包括：资源系统调查，规范制订及检验完善，实验细胞标准化整理整合，实验细胞资源数据库建设整合，实验细胞资源评价，实验细胞资源信息共享，实验细胞实物共享，珍贵新建资源的收集、整理和保藏。网址：http://www.cellresource.cn/index.aspx。

（2）中国科学院细胞库：中国科学院细胞库是科技部国家重大科学研究计划专项经费支持的在全国范围内深度建设的四个干细胞库之一。中科院干细胞库依托中国科学院生物化学与细胞生物学研究所，迄今已收集保存了 100 多种各类 ES 细胞、iPS 细胞、成体干细胞、间充质干细胞和其他细胞系，总库容达 8 000 余株。目前，中国科学院细胞库已完成所有细胞资源的规范化和数字化整理，有 400 多种细胞可对外提供资源共享服务，几乎涵盖了当前细胞生物学研究领域的所有细胞种类，是全国范围内细胞种类最全、供应量最大的资源中心之一。网址：http://www.cellbank.org.cn。

（3）中国典型培养物保藏中心：中国典型培养物保藏中心（CCTCC）是 1985 年建立的专利微生物保藏机构，受理国内外用于专利程序的微生物保藏。中国典型培养物保藏中心设在武汉大学，保藏的微生物包括细菌、放线菌、酵母菌、真菌、单细胞藻类、人和动物细胞系、转基因细胞、杂交瘤、原生动物，地衣，植物组织培养、植物种子、动植物病毒、噬菌体、质粒和基因文库等各类微生物（生物材料 / 菌种）。迄今，CCTCC 保藏了来自 22 个国家或地区的各类培养物 19 000 株，其中专利培养物 3 800 多株，非专利培养物 15 000 多株，微生物模式菌株（type strain）1 000 多株，动物细胞系 1 000 多株，动植物病毒 300 多株。网址：http://www.cctcc.org。

（4）中国科学院昆明野生动物细胞库：中国科学院昆明野生动物细胞库简称昆明细胞库，挂靠在中国科学院昆明动物研究所，是在已故中国科学院院士施立明先生的倡导下，于1986 年正式成立的中国第一个规模最大，收藏最丰富的，以保存动物的遗传资源为主要目的的野生动物细胞库。网址：http://www.kmcellbank.com。

三、蛋白质技术

1. 酶联免疫吸附实验　酶联免疫吸附实验（enzyme-linked immunosorbnent assay，ELISA）是指将已知的抗原或抗体吸附在固相载体表面，通过酶与底物产生颜色反应，用于免疫反应的定性和定量检测的方法。测定的对象可以是抗体也可以是抗原。该技术通常用于检测大分子抗原和特异性抗体等,具有速度快、灵敏度高、简洁方便以及载体易于标准化等优点。

2. 免疫印迹 免疫印迹(immunoblotting)又称蛋白质免疫印迹(Western Blotting),通过抗原抗体特异性结合的原理检测样品中某一种待测蛋白质。该技术是结合固相免疫测定技术与凝胶电泳而形成的一种新的免疫生化技术,可以检测固定在固相载体上的蛋白质。首先,将蛋白样品在 SDS-PAGE 胶上通过电泳法将不同大小分子量的蛋白质分离成若干条区带,然后将凝胶中的蛋白质通过电流转移到膜上,再利用抗体与抗原的特异性结合鉴定目的蛋白质的存在并判断其分子量。免疫印迹技术常用于检测蛋白质特性、表达及其分布,如测定蛋白的分子质量,定量检测组织抗原等,具有敏感度高、特异性强以及分析样本容量大等优点。

3. 免疫荧光技术 免疫荧光技术(immunofluorescence technique,IF)又称荧光抗体技术,是在免疫学、生物化学和显微镜技术的基础上发展起来的,是标记免疫技术中发展最早的一种。免疫荧光技术将荧光标记技术与免疫学方法相结合,用于检测特定蛋白抗原在细胞内的分布情况。其方法是先将已知的抗体标记上荧光素制成荧光标记物,再用这种荧光抗体作为分子探针在荧光显微镜下检测细胞或组织内的靶抗原。应用免疫荧光技术,在荧光显微镜下可观察靶抗原在细胞内的定位。

4. 蛋白质组学 蛋白质组学最早是由 Marc Wilkins 于 1994 年提出,是以蛋白质组为研究对象,研究细胞、组织或生物体蛋白质的组成及其变化规律的科学。蛋白质组学本质上指的是在更广阔水平上研究蛋白质的特征,包括蛋白质的表达水平、翻译后的修饰、蛋白与蛋白的相互作用等,从蛋白质水平上揭示疾病发生的机制、细胞功能性变化等过程。通过比较、分析正常及病理个体之间的蛋白质组差异,科研人员能够发现某些疾病特异性的蛋白质分子,有助于新药物的靶点设计或早期诊断研究,为多种疾病机制的阐明和攻克提供理论依据以及解决途径。

四、核酸技术

1. 核酸电泳 带电荷的物质在电场中向着与其电性相反的电极移动的现象称为电泳。核酸电泳是核酸探针、核酸扩增以及序列分析等技术的重要组成部位,在核酸研究中有举足轻重的地位。核酸电泳通常在琼脂糖凝胶或聚丙烯酰胺凝胶中进行,利用浓度不同的琼脂糖和聚丙烯酰胺可形成分子筛网孔大小不同的凝胶,来分离不同分子量的核酸片段。

2. 分子克隆 分子克隆是指分离已知的 DNA 片段序列,并将其进行大量复制的技术。该技术能在分子水平上纯化和扩增所需的特定 DNA 片段。首先,根据需要选择并获得目的基因,利用体外重组的方法将其插入合适的克隆载体,如质粒等形成重组克隆载体。随后,将其引入寄主体内使其复制、扩增。最后,从筛选的寄主细胞内分离纯化所需的克隆体,实现目的基因的扩增。该技术通常用于复制、扩增某段 DNA 中的编码序列,有时也用来克隆启动子或其他任意 DNA 片段,根据实验需求而定。

3. 聚合酶链式反应 聚合酶链式反应(polymerase chain reaction,PCR)是一种用于放大扩增特定的 DNA 片段的分子生物学技术。PCR 技术一般是通过设计引物,在耐热 DNA 聚合酶的催化下,使 DNA 模板分子经变性、退火、延伸多次反复循环,达到指数倍数扩增的目的。PCR 的最大特点是能将微量的 DNA 大幅增加。PCR 技术具有特异性好、灵敏度高、简便、快速、重复性好等突出优点。

实时荧光定量技术是在 PCR 反应体系中加入荧光基因,根据荧光信号对 PCR 产物进行标记跟踪,并通过监测荧光信号的累积监控 PCR 的实时进程。其主要的应用领域包括 DNA 或者 RNA 的绝对定量分析、基因表达差异分析、特定基因在不同时相的表达差异及 cDNA 芯片的验证、基因分型等。

五、常见微生物实验技术

1. 染色 微生物染色是指借助物理因素和化学因素的作用对不同微生物进行染色,使微生物呈现出人们所需要的各种颜色的技术。物理因素是通过毛细现象、渗透作用、吸附作用对细胞及细胞物质进行染色。化学因素则是根据细胞物质和染料发生化学反应进行染色。常见的微生物染色有单染色法、革兰氏染色法、芽孢染色法和荚膜染色法。

2. 微生物的分离与纯化 自然界中不同微生物混杂生活,相互依存,尤其是口腔微生物,常以菌斑形式存在。针对性地研究某一种微生物的特性,必须对其进行分离和纯化培养。将特定的微生物从混杂的微生物群体中分离出来的技术称为分离。在特定环境中只让一种来自同一祖先的微生物群体生存的技术称为纯化。常用的微生物分离纯化的方法有稀释倒平板法、平板划线法、稀释涂布平板法、单细胞分离法等。

3. 菌种的保存与收藏 微生物因为其容易变异,在保藏过程中需要使其处于最不活跃的代谢状态。一般通过低温、干燥和隔绝空气等手段使其在一定时间内既不发生变异,同时又保持生物活性。常见的保藏方法包括传代培养保藏法、液体石蜡覆盖保藏法、载体保藏法、寄主保藏法、冷冻保藏法和冷冻干燥保藏法。

六、生物信息学技术

生物信息学是生物学、信息学等学科交叉形成的一门新学科,通过对生命科学研究中发现的生物信息进行储存、检索和分析,进而发现其中蕴含的生物学意义,是现今生命科学和自然科学的重要前沿领域之一。基因组学和蛋白质组学是其重要的研究工具。生物信息学根据遗传信息的传递过程,利用 DNA 序列信息测算其编码的蛋白质的空间结构信息。如果该蛋白质与疾病的发生有关,则可能成为药物设计的靶点。由此,生物信息学可以分为三个主要部位,基因组信息学、蛋白质空间结构模拟以及药物设计。生物信息学发展迅猛,研究方向较多,以下介绍一些主要的研究方向。

1. 序列比对 序列比对是生物信息学的基本组成和重要基础。其原理是根据序列决定结构,结构决定功能的基本规律,将核酸序列和组成蛋白质的氨基酸序列看作字符串,通过检测序列之间的相似性,得到相应的功能、结构以及进化信息。此外,序列比对还考虑了 DNA 序列局部可能发生的插入、删除和替代等生物学特性。

2. 对比预测 与序列比对不同,对比预测是比较两个或以上的蛋白质分子空间结构的相似性或不相似性,从而发现进化关系、结构和功能的关系,以及预测蛋白质空间结构等。其基本思想是,蛋白质的功能和结构密切相关,具有相似功能的蛋白质结构也一般相似。而且,蛋白质的空间结构与氨基酸序列相比更加稳定,包含的信息也更多。常用的预测未知蛋白质的空间结构的方法有同源建模(homology modeling)和指认(threading)。

3. 基因识别 基因识别是利用计算机等手段识别 DNA 序列上具有生物学特征的片段。基因是具有遗传效应的 DNA 片段。原核基因可以连续编码。真核基因被称为断裂基因(interrupted gene),由外显子(exon)和内含子(intron)组成,其中只有外显子编码蛋白质。对于原核基因的识别,由于其具有连续编码性,因此重点在于识别开放阅读框(open reading frames,ORF)。对于真核基因的识别,主要有两大类方法,基于同源序列比较的方法和基于序列特征(如起始密码子,外显子剪接位点等)的方法,具体来说有动态规划算法、隐马尔可夫模型(hidden markov model,HMM)、splice alignment 等。

4. 分子进化　在生物进化的过程中,基因及其编码的蛋白质均在发生演变。分子进化通过分析某些基因序列或蛋白质氨基酸序列来研究同一种属生物的进化概况以及不同种属之间进化的关系,从而构建进化树。相比以前通过比较形态学和比较生理学研究物种进化关系,分子进化从构成生物的大分子(核酸、蛋白质)的角度进行研究,具有更加细致和深入、更具有普适性、更好的可比较性以及研究信息更丰富等优点。随着多模式生物基因组测序任务的完成,研究角度进一步深入,可以从整个基因组的角度来进行研究。在分析、比较不同物种的基因时,一般需要考虑垂直同源基因(orthologous gene),平行同源基因(paralogous gene)以及异同源基因(xenologs gene)。

七、动物实验技术

1. 编号与分组　实验动物常需要标记以示区别。编号的方法很多,包括挂牌法、打号法、针刺法、化学药品涂染动物被毛法、剪毛法、打孔或剪缺口法等。需要根据动物的种类、数量和观察时间等因素来选择合适的标记方法。

进行动物实验时,根据实验设计通常要将实验动物按随机分配的原则进行分组,并设置对照组,包括自身对照组、平行对照组。在具体分组时,应避免人为因素,应随机把所有的动物进行编号,如果要分若干组时,应该用随机数字表示进行完全随机分组。

2. 麻醉　进行动物实验时,常需要对动物进行麻醉,需严格按照动物伦理要求减少动物术程中的痛苦,同时保障实验顺利进行。常见的麻醉方式有全身麻醉和局部麻醉。常用的全身麻醉剂有乙醚、苯巴比妥钠、戊巴比妥钠、硫喷妥钠、巴比妥钠和氨基甲酸乙酯。常用的局部麻醉药有普鲁卡因和利多卡因。

3. 给药　在动物实验中,常常需要将药物注入动物体内以观察药物对机体功能和代谢的影响。给药途径取决于实验目的、药物剂型以及实验动物品系等。一般的给药途径包括注射给药、口服给药、呼吸道给药、皮肤给药、脊髓腔内给药、脑内给药、直肠内给药和关节腔内给药。

4. 采血　在实验研究中,经常要采集实验动物的血液进行常规质量检测、细胞学实验或生物化学分析,故须掌握正确的采血方法。采血方法主要根据实验动物种类、实验目的以及所需采血量选择。以大鼠、小鼠为例,其采血方法有剪尾采血、眼眶后静脉丛采血、颈(股)静脉或颈(股)动脉采血,以及摘眼球采血等方法。

5. 处死　当到达实验观察终点时,须按照人道主义原则对实验动物实施安死术。根据需要采集标本的部位、实验动物的品系(品种)等因素选择不同的处死方法。其基本原则是不影响动物实验结果,同时使实验动物在短时间内无痛苦死亡。处死实验动物时要注意保证实验人员的安全,注意环保,避免污染环境。处死实验动物的方法有颈椎脱臼处死法、断头处死法、击打头盖骨处死法、放血处死法、空气栓塞处死法、过量麻醉处死法以及毒气处死法等。

6. 转基因动物　转基因动物是指将外源性基因插入动物生殖细胞基因组后,能正常繁衍而且获得外源性基因特性的动物。转基因技术是生物学领域最新重大进展之一,已经应用于生物学、医学以及畜牧学等多个学科。转基因动物已成为探讨基因调控机制、致癌基因作用和免疫系统反应的强有力工具。此外，人类遗传病转基因动物模型的建立，为遗传病基因治疗的理论和实验研究创造了良好的条件。转基因技术相对复杂，涉及很多方面，包括外源性基因的组建、载体、受体、供转基因胚胎发育的体外培养系统以及宿主动物等。

7. 伦理申请 实验动物伦理是指人类对待实验动物和开展动物实验所应遵循的社会道德标准和原则理念。伦理审查是指按照实验动物福利伦理的原则和标准，对使用实验动物的必要性、合理性进行审查。实验动物伦理委员会（以下简称伦理委员会）主管实验动物伦理审查工作，出具伦理审查报告。实验动物的饲养和动物实验需要获得伦理委员会批准后才能执行，而且需要接受伦理委员会的日常监督和检查。我国于 1988 年颁布了《实验动物管理条例》（详见附录四），从管理模式、饲育管理、检疫与传染病控制、应用、进口与出口管理、工作人员及奖惩等方面明确了国家管理准则。各单位实验动物伦理委员会应遵循《实验动物管理条例》制定相应的伦理审查制度和管理流程。

八、材料表征技术

材料的表征技术是指通过科学分析方法对产品或样品的成分、结构、组织、形貌等进行分析的技术方法。材料成分的表征技术有电化学分析、原子吸收光谱、X 射线荧光光谱、核磁共振技术等。用于材料的组织、形貌的表征技术的仪器有光学显微镜、透射电子显微镜、扫描电子显微镜、电子探针显微镜等。下面介绍一些常用的表征技术和仪器。

1. 拉曼光谱分析 拉曼光谱分析（Raman spectra）是一种基于散射光谱的分析方法，通过对与入射光频率不同的散射光谱进行分析以得到分子振动、转动方面的信息，并应用于分子结构的研究。

2. 扫描电子显微镜 扫描电子显微镜（scanning electron microscope，SEM）是一种利用电子束扫描样品表面从而获得样品信息的电子显微镜，是 1965 年发明的较现代的细胞生物学研究工具。扫描电子显微镜通过高能电子束扫描试样，激发出相应区域的物理信息，然后对这些信息进行接收和处理，从而获得试样的表面形貌。

3. 透射电子显微镜 透射电子显微镜（transmission electron microscope，TEM），是目前使用最广泛的一类电子显微镜，可以看到在光学显微镜下无法看清的小于 $0.2\mu m$ 的细微结构。透射电子显微镜利用高速聚集的电子束投射到样品上，与样品的原子碰撞后改变方向，发生立体角散射，从而得到样品的结构相关信息。它是材料科学研究的重要手段，具有高分辨率、高放大倍数，能用于研究极微细材料的组织结构、晶体结构和化学成分等。

4. 冷冻电镜 冷冻电镜（cryo-electron microscopy）通常是在普通透射电镜上加装样品冷冻设备，将样品冷却到液氮温度（−195.79℃），降低电子束对样品的损伤，减小样品的形变，从而得到更加真实的样品形貌，常用于观测蛋白、生物切片等对温度敏感的样品。

5. 能谱仪 能谱仪（energy dispersive spectrometer，EDS）是常用的材料表征仪器，利用不同元素 X 射线光子特征能量的不同对材料微区成分的元素种类与含量进行分析。

6. X 射线光电子能谱分析 X 射线光电子能谱（X-ray photoelectron spectroscopy，XPS）分析是一种常见的材料成分分析技术，一般独立使用，用于对样品表面信息进行检测，判定元素的组成、化学态、分子结构信息等。XPS 利用 X 射线照射样品表面，使其原子或分子的电子受激而发射出来，测量这些光电子的能量分布，从而获得所需的信息。XPS 既可以测定表面元素和含量，又可以测定其价态。XPS 的灵敏度更高，最低检测浓度大于 0.1%。

7. X 射线衍射 X 射线衍射（X-ray diffraction，XRD）是用来研究物质微观结构的一种方法。因其具有不破坏试样的优点，X 射线衍射广泛应用于化学、物理、材料学以及各种工程技术科学等领域，成为不可或缺的结构分析方法。X 射线衍射仪是根据衍射原理制成的精密仪器，可以对物质的晶体结构、织构和应力进行精确测定。

8. 万能测力仪 万能测力仪是集拉伸、弯曲、压缩、剪切、剥离、机械疲劳等功能于一体的材料试验机，主要用于口腔材料中金属材料、非金属材料进行所需的力学性能试验。

9. 激光共聚焦显微镜 激光共聚焦显微镜采用激光束作为光源，激光束经照明针孔，由分光镜反射至物镜，并聚焦于样品上，对标本焦平面上每一点进行扫描。主要应用于组织和细胞中的定量荧光测定，细胞间通讯的研究，细胞内钙离子和 pH 值的动态分析，三维图像的重建等。

激光共聚焦显微镜是比普通显微镜更短的激光光路，光源稳定，光利用率大为提高，同时具有超高级别的色差校正，能够提供材料表面的组织细节，较为真实的材料表面三维形貌和组织信息。主要应用于微米和亚微米级部件的尺寸测量和表面形貌观察，摩擦学磨痕的体积、粗糙度测量和表面形貌观察，半导体芯片表面形貌观察以及非接触性的线宽、台阶深度等测量。

10. 微型 CT 微型 CT（micro CT）采用微焦点 X 线球管，分辨率高，可达到几微米。但其能扫描的样品体积很小，一般只能达到几厘米。主要应用于骨骼、骨小梁、牙齿和生物材料的研究等。

11. 口腔自动显微硬度计 口腔自动显微硬度计通过传感器加载和砝码加载技术的结合实现先进的载荷控制，确保结果的精准性和再现性。高精度 CCD 摄像头可以快速定位及选择开始点和测试序列。基于工作流程的软件便于直观简便的操作。主要用于测量口腔材料的维氏硬度或努氏硬度。

12. 口腔冷热循环仪 口腔冷热循环仪（dental thermal cycler）用于测定材料的温度疲劳老化性能。主要用于口腔齿科材料的研究，也可以应用于医疗、化工、制药、冶金研究中各类新型材料在不同温度下的疲劳性能。

第四节 常用科学研究技术学习网站

初学者在科学研究过程中常会遇到技术瓶颈和预料之外的实验现象，可以通过科学研究技术网站寻求解决问题的方案。本节对一些医学领域常见的技术网站进行介绍，方便研究人员在遇到实验技术问题时寻找解决方案。

1. 丁香园 丁香园是一个面向医生、医疗机构、医药从业者以及生命科学领域人士的专业性社会化网络，提供了医学、药学等相关领域的交流平台。网站旗下有丁香人才、丁香会议、丁香通、丁香客、用药助手、PubMed 中文网、调查派等多个网站产品。其中，丁香通版块包含众多常用实验技术的介绍供初学者学习和参考。网址：http://www.dxy.cn。

2. Cell Signaling Technology Cell Signaling Technology（CST）官网上详细介绍了一些蛋白质相关的实验技术，并附有视频教程。网址：https://www.cellsignal.com。

3. Abcam Abcam 官网上详细介绍一些细胞培养技术及蛋白质相关实验技术，同时附有相关视频教程。网址：https://www.abcam.com。

4. *Nature Methods* *Nature Methods* 是 *Nature* 旗下的著名期刊，是方法学领域的权威

刊物，主要发表生命科学领域中新的研究方法或对经典方法有显著改进的相关论文。网址：https://www.nature.com/nmeth。

5. *Nature Biotechnology* 同 *Nature Methods* 类似，*Nature Biotechnology* 是 *Nature* 的子刊，是方法学领域的权威刊物。其刊发的文章通常是生物医学领域革命性的技术创新。*Nature Biotechnology* 和 *Nature Methods* 二者的定位有一些重合，主要的区别是：*Nature Biotechnology* 刊载的文章是革命性的技术创新性文章，而 *Nature Methods* 发表的文章是具有突破性的技术创新性文章。网址：https://www.nature.com/nbt/。

6. *Nature protocols* *Nature Protocols* 也是 *Nature* 旗下的期刊，是方法学领域的 SCI 期刊，所刊载的文章详细介绍实验步骤及实验注意要点，同时还有实验视频记录实验的复杂细节，便于读者学习。*Nature Protocols* 与 *Nature Biotechnology* 和 *Nature Methods* 的定位有显著的不同。*Nature Biotechnology* 和 *Nature Methods* 的论文大多数是创建一种全新的实验方法，而 *Nature Protocols* 的论文大多数是作者已在其他高水平刊物上发表过系列文章，将这些文章中所用的创新性方法进一步在 *Nature Protocols* 上进行详细的介绍，以期达到任何实验室都可以重复该实验的效果。可以说，*Nature Protocols* 上的一篇论文就是一个超级详细的实验步骤。网址：https://www.nature.com/nprot。

7. Springer Protocols Springer Protocols 是一个实验方法的数据库，其中的很多实验方法来自经典实验参考书 *Methods* 系列，主要面向生物化学、分子生物学以及生物医学等学科，提供详细、精确的实验操作步骤，帮助科研人员研究基因行为、疾病治疗新方法及新药开发等。Springer Protocols 最大的优势就是可以在线管理属于自己的实验操作步骤。网址：https://experiments.springernature.com/springer-protocols-migrated-to-experiments。

8. *Cold Spring Harbor Protocols* *Cold Spring Harbor Protocols* 是一个跨学科的期刊，提供细胞、发育和分子生物学、遗传学、蛋白质科学、计算生物学、免疫学、神经科学和成像的研究方法与实验技术，但是需要付费。网址：http://cshprotocols.cshlp.org/。

9. VADLO VADLO 是生物和医学专业搜索引擎，堪称生物医学界的"Google"，提供多学科的实验技术。网址：https://www.vadlo.com。

10. **谷歌学术** 谷歌学术（Google Scholar）是一个学术文章的网络搜索引擎，涵盖自然科学、人文科学、社会科学等多种学科的内容。谷歌学术可以帮助用户查找期刊论文、学位论文、书籍、文摘及技术报告等学术文献。网址：http://scholar.google.com.hk。

11. *JoVE* *JoVE* 的全称是 *Journal of Visualized Experiments*，是一个生物医学实验视频杂志。该网站以视频形式翔实清晰直观地展示实验操作细节，非常适合初学者学习。网址：https://www.jove.com。

（王　彦）

参 考 文 献

1. 李应东. 医学科研设计与分析. 甘肃：甘肃科学技术出版社，2011.

2. 袁洽劢. 常用消毒与灭菌方法. 中国消毒学杂志，2010，27（2）：234-237.

3. 王志敏. 消毒与灭菌方法的选择. 医药工程设计，2003，24（3）：39-46.

4. 张卓然. 培养细胞学与细胞培养技术. 上海：上海科学技术出版社，2004.

5. 程宝鸾. 动物细胞培养技术. 广州：中山大学出版社，2006.

6. 汪家政，范明. 蛋白质技术手册. 北京：科学出版社，2000.

7. 林万明. 核酸探针杂交实验技术. 北京：中国科学技术出版社，1991.

8. 张霞. 新材料表征技术. 上海：华东理工大学出版社，2012.

9. 朱永法. 纳米材料的表征与测试技术. 北京：化学工业出版社，2006.

10. 解胜利，高飞. 高校实验室危险化学品的安全使用与管理. 化工时刊，2010，24（11）：64-67.

11. 张伟林，杨映武. 危险化学品安全使用指南. 广东安全生产，2017（6）：26-29.

12. 余新炳. 实验室生物安全. 北京：高等教育出版社，2015.

13. HODGMAN T C，FRENCH A，WESTHEAD D R. 生物信息学. 2 版. 北京：科学出版社，2010.

第五章 研究结果的管理与分析

在验证课题假设的过程，会有大量的研究结果产生，如何对其进行管理与分析尤其重要，刚进入研究领域的学生应明确研究结果管理、分析的正确方法。研究结果主要以数据的形式产生，因此本章第一节介绍研究数据存储的若干规范及如何利用数据库管理数据，同时阐述数据管理中涉及的法律法规。第二节讲述原始数据统计分析、变换处理过程中需要遵循的统计学原理。第三节将获得的实验数据以图表的形式表达，重点阐述科研图像绘制与处理的规范，为科学论文的书写做好准备。

第一节 数据的管理

科学研究的实施过程是在严格遵循实验设计方案的基础上，通过实验或观察收集信息，对数据的处理、统计和分析来发现、分析并解决问题。在此过程中，数据管理和分析贯穿始终。是否能合理而科学地进行数据管理并对数据进行统计分析，对科学研究的成功与否至关重要。

一、数据的存储

（一）原始数据的收集与保存

原始数据的收集与保存是科学研究的关键环节，是产出科学研究成果的重要基础。收集和保存高质量且完整的原始数据在科学研究中具有重要意义，将直接决定最终研究结果的真实性及结论的正确性。原始数据的收集应注重完整性，保证每一步的数据都被详细记录，并且应严格遵循最初实验设计时指定的质量控制方案以减少偏倚，保障最终实验结果的真实性。不符合实验质量控制的数据也应详细记录，这有利于分析总结实验方法和技术问题，查找原因，同时也为后期开展相似实验摸索条件。原始数据的记录保存不应单纯以是否得到理想结果为判断标准。

原始数据的保存贯穿文章发表的整个过程，甚至文章发表后的数年。根据国际权威期刊 *Nature*、*The Lancet* 等高级执行主编联合撰写的《大学和编辑间合作联络指南》（*Cooperation & Liaison between Universities & Editors*），原始研究数据和同行评议记录应至少保存 10 年以上。我国 2009 年版《科研活动诚信指南》指出科研人员应当保存所有的实验或调查数据（包括未发表的数据）记录，遵守各学科领域关于科学数据保存期限的规定，一般科学实验记录应当至少保存 5～7 年，一些关键记录须永久保存。相关文章发表后，如果学术出版单位提出要求，第一作者或通讯作者有义务和责任提供相关研究的原始数据。在科学研究过程中，研究者必须对原始数据的保存予以重视。

（二）数据存储设备的选择

数据的保存方式多样，常常借助于存储设备。数据的存储首先应考虑存储的安全性，并做到定期备份。在选择存储方式及存储设备时应考虑的因素包括数据需要存储的时间，存储载体的安全性，存储期间硬件、软件和媒体是否会失效或过时等。随着多媒体技术的普及，满足不同需求的存储介质应运而生。研究者可根据自己的需求和数据的特点选择合适的存储设备。常用的存储设备有可移动媒体、硬盘驱动器、光盘存储设备、网络驱动器。此外，对于非数字研究数据，也有专门的存储方式。

1. **可移动媒体**　通用串行总线（universal serial bus，USB）处理器（俗称 U 盘）、数字存储器卡（secure digital memory card，SD card）、紧凑式闪存卡（compact flash card，CF card）等存储卡属于半导体存储设备，允许读取、编程和擦除数据，在不同硬件设备上的兼容性很好，是方便的数据存储器。但是，便携也意味着容易丢失或损坏，并且存储效果欠稳健，数据被病毒破坏的风险较高。因此，公共大型仪器设备数据导出通常不允许使用此类存储设备。此外，由于存储空间有限，这类存储设备不适用于数据的长期存储，多用于数据的临时转移和数据的采集。

2. **硬盘驱动器**　与可移动媒体相比，硬盘的容量更大，储存成本更低廉。研究数据的原始文件存储于个人电脑的主驱动器上，硬盘驱动器是工作数据副本存储最方便的方式。近年来，不少科研工作者使用固态硬盘（solid state disk，SSD）储存数据。相比于传统机械驱动器，固态硬盘具有读写速度快、质量轻等优点，缺点是一旦硬件遭到破坏，数据恢复困难。此外，由于病毒等不可控因素的存在，也应定期进行其他形式的存储备份来保护数据安全。

3. **光盘存储设备**　光盘存储系统使用的光盘可以分为以下类型：

（1）仅允许读取的光盘：只读光盘（compact disc read-only memory，CD-ROM）、影音光盘（video compact disc，VCD）和数字化通用光盘（digital versatile disc，DVD）等。

（2）可刻录光盘（compact disk-recordable，CD-R）：仅允许写入 1 次，不允许编辑及擦除。

（3）可擦写光盘（compact disc-rewritable，CD-RW）：可重复读写。

以上光盘存储设备的写入方式不尽相同，但原理都与光有关，所以光盘的保存应避免阳光照射，也应避免对光盘表面的损坏，以免破坏数据。光盘对于数据的保存较为稳定，可用于数据的长期保存，也可用于数据库的构建和共享。此外，公共大型仪器设备数据导出与转移通常借助光盘存储设备。

4. **网络驱动器**　网络存储（如所在研究机构的驱动器）是存储研究数据可靠的选择，多用于长期、大量的数据存储。

5. **非数字研究数据的存储**　非数字格式的数据（如生物样本、模拟记录）常存储于学校、院系、研究所或校外研究机构的安全设备。值得注意的是，实体记录较数字记录不易查找，研究者应采取合适的且较为统一的数据记录与管理方式，以利于后续查找及数据处理。

二、数据的归档

（一）数据的命名

数据的合理命名是对数据进行有效管理的关键。数据的文件名一般包括数据主体信息，生成时间，文件的编辑者、版本、彩色类型等。数据的命名应遵循统一的方法，且不要随意更改,以利于后续管理与查找。

数据命名一般遵循的原则:①每个文件最好只包含 1 个主题信息,即主要内容;②命名字段精练,不包含重复信息;③命名具有唯一性,不应与其他数据文件名重复;④包含精确查找所需的所有有效信息。

如 2018 年 2 月 18 日小佳得到了预实验牙周膜干细胞的 *xx* 基因的 PCR 结果,这个文件的主题信息就是预实验 PCR 结果,这个文件的实验对象是牙周膜干细胞 *xx* 基因,对此文件较为清晰简洁的命名为:预实验 PCR 结果 - 牙周膜干细胞 *xx* 基因 -2018.2.18。如果此数据有特殊之处,如 cDNA 量与其他组别不同,需要格外注意,则可直接在命名中备注,如:预实验 PCR 结果 - 牙周膜干细胞 *xx* 基因 - 特殊 cDNA 量 -2018.2.18。

在数据命名过程中要确保命名的可读性,以便后续分析处理。可读性指可以通过相同规律查找到此文件的性能,要求命名者在命名时将文件信息精练、完整地体现于文件名。如相似文件数目庞大,可另外汇总一个目录对相应文件进行整理,便于后期查找。

(二)数据的质量控制

数据的管理包括数据的检查、纠正和归纳管理。检查与纠正即数据的质量控制,主要方法是逻辑查错,即检查最大值、最小值、平均值、频数等是否与数据相符等。数据的质量控制是数据管理和数据分析的重要步骤,数据质量直接影响实验结果的正确性。数据质量包括很多方面,其中最重要的是其准确性。数据的准确性指数据与客观现象的吻合程度。以下将阐述进行数据质量控制的基本方法。

1. 数据缺失 数据缺失是调查中常见的现象,如果超过 30% 则视为无效数据,一般数据缺失不能超过 10%。当出现数据缺失时,可根据不同情况选择缺失值的补救措施,主要包括在抽样基础上进行估计、加权调整、删除含缺失值记录和缺失值插补等。

2. 数据错误 数据的收集、录入都应进行人工核对,在录入计算机后可以用软件检错。人工核对主要指利用专业知识纠正错误和剔除不符合纳入标准的数据,如雄性大鼠手术名称不可能是卵巢切除。

3. 数据离群值和异常值 在数据分析前,对于数据的离群值和异常值的识别十分重要,可以通过统计图的绘制进行数据的筛查和检查。一般可通过直方图、散点图、正态性检验 Q-Q 图、标准化残差图的绘制识别离群值。当离群值只有一两个时,可以直接剔除。当离群值较多时可选择进行变量转换,如指数、对数变换等运算变换,或采用适合处理离群值的统计方法,如最小一乘法、加权最小二乘法或非参数检验。

(三)数据的归纳管理

数据的归纳管理是基于研究目的和研究设计对数据进行合理的归纳、分组和汇总,有效的归纳管理有助于进一步统计分析,数据的归纳管理应在数据质量控制之后进行。每个研究者的数据管理思路都不尽相同,应该从研究初期就形成一套行之有效的数据管理方法,一旦开始采用就应一直沿用,否则容易导致研究效率降低甚至实验数据丢失。

在数据的归纳管理中将得到的数据建成数据库,使数据结构更清晰,便于索引及处理。数据库可以理解为数据的集合,它的建立重点在于揭示观察对象的联系,且提供完整的相关数据从而使研究者进一步挖掘潜在的联系。其中,原始数据汇总的表格也是数据库的一种。利用原始数据汇总表可以快速找到想要的数据,并且可以初步判断部分数据的变化趋势。

数据库的设计应首先考虑原始数据的数据结构,在此基础上进行数据的规范化处理。

数据的规范化处理首先需要对数据信息抓重点，提炼出数据的精髓，消除冗杂重复的字段，保证数据中相应的表达及信息是最小信息单位，且为统一的表示形式，不与其他字段的名称重复。如果在此项中仍有划分，需要给每一种可能分配一个独立而合理的字段。

（四）特殊数据的管理

特殊数据例如人类遗传基因数据，关乎国家安全，管理应该更加规范，不能随意上传到公共数据库。科研工作者从事人类遗传资源研究时，应遵循《中华人民共和国人类遗传资源管理条例》及《人类遗传资源采集、收集、买卖、出口、出境审批行政许可事项服务指南》。

三、数据相关的法律问题

根据《中华人民共和国著作权法》，作者对其作品享有著作权，而享有著作权的前提是履行相应义务，只有满足相应条件的作品才受到保护。此外，法律条文、官方正式译文、新闻时事、经典实验流程、抄袭别人成果的著作等均不受著作权法的保护。关于著作权的详细内容，可浏览中华人民共和国国家版权局官方网站。

研究数据的知识产权一般来说属于参与研究的人员，但对于主要利用学校的资金、设备、场地或者不对外公开的技术资料等完成的发明创造，知识产权的归属情况以所在机构相关规定为准。值得注意的是，学生参与科学研究，是在导师积极组织、正确引导下开展的，导师在概念构思、研究设计、数据获取、数据分析、手稿修改等过程中做出了主要贡献，是成果的主要完成人，享有研究数据的知识产权和版权。对于在研究中做出重要贡献的学生，导师不能剥夺其署名权，但学生发表或使用研究数据前应当与导师充分沟通，不可将研究数据擅自发表或作为他用，否则违反著作权相关法规。专利相关问题将在本书第八章详细阐述。

第二节 数据的统计与分析

一、数据分类

实验过程中采集的数据根据其不同特征，可分为不同类型。在整理和分析得到的数据时，需要先对数据的类型进行区分。对数据类型的合理把握可保证数据处理和分析方式的正确选择，从而保证结论的准确性和有效性。

（一）变量型研究数据

从观察对象获得的一类可以用语言或数值描述的数据称为变量。通过对变量的统计分析有助于发现规律、提出科学假说乃至验证科学假说。认清变量类型有助于科学研究中统计方法的选择和课题的开展。变量主要分为定性变量和定量变量。

1. **定性变量** 定性变量包括分类变量和有序变量，其中分类变量又称名义变量，这些大多是字符型数据，通过语言描述事物的性质或特征，分为不同的类别，如性别、所属地区等。逻辑型数据如"是""否"等也属于分类变量，这种只有两个分类的分类变量又称为二分类变量。有序变量是有等级及程度差异的分类变量，如受教育程度、肿瘤分级等。有序变量可以是自然存在次序，也可以是研究者赋予次序，用于后续的统计分析。

2. **定量变量** 定量变量指可以定量记录的信息，如大鼠体重、年龄等。定量变量根据是否能连续取值分为连续型定量变量和离散型定量变量。离散型定量变量包括人数等只能取整数的数值。而在一定范围内可任意取值的定量变量称为连续型定量变量,由测量得到的变量大多为连续型定量变量。

(二) 图片型研究数据

在科学研究中,研究者常通过图片型数据更直观地揭示现象或表达观点,一般通过科研仪器、设备记录或软件绘制得到图片型研究数据,如电子显微镜照片、信号通路示意图等。图片型研究数据含有的数据量常不限于图片本身,研究者可通过数据转换将图片型研究数据中包含的内容进行更深入的统计分析。近年来,部分知名杂志投稿时要求作者提供模式图简述科研论文的核心内容(即图片摘要),也属于这一类型的数据。

(三) 视频型研究数据

在一些研究中,如通过图片和文字无法详尽描述一个过程,研究者可通过制作视频进一步说明。这些视频可以是通过科研仪器、设备录制的,也可以是利用软件制作的,通常作为补充材料提供。

二、数据转换与编码

在进行数据转换时要注意把握研究的目的,确定需要进行分析的方法和对象,从而决定转换和编码的方式。

(一) 变量的转换

定量变量可以通过划分区间从而转换为定性变量。比如,根据世界卫生组织提出的年龄分段标准,人群可按年龄分为几大类:青年(45 岁以下)、中年(45～59 岁)、老年前期(60～74)、老年(75～89 岁)、长寿老年人(90 岁以上)。将样本人群年龄按上述分类划分为各个年龄区间,即把定量变量转换为定性变量。值得注意的是,不同的数据类型含有的数据量不同,比如从连续性定量变量到定性变量的转换是不可逆的,可导致数据精度下降使检验效能降低。因此,为了防止数据信息丢失无法挽回,数据变换前视具体情况需考虑原始数据的备份。

(二) 图片型研究数据和变量型研究数据的相互转换

在医学研究中,图片型研究数据可根据研究者的不同目的进行不同方向的转换。在肿瘤领域,癌变细胞的统计分析常常是对由组织切片得到的图片型数据进行转换后进行的。直接转换的方法举例:通过对随机 5 个 400 倍镜下视野的癌变细胞计数可得到定量变量,通过对癌变的面积和深度的计算得到定量变量,通过癌变细胞是否穿过基底膜得到定性变量(如是癌还是原位癌)。此外,也可以通过软件对图片型数据进行编码后得到数据。医学研究中常用免疫组织化学染色研究某蛋白在组织中的表达情况,如果想要得到强阳性、阳性、弱阳性、阴性的统计结果,可以先把彩色图片在 RGB 的色彩模式下进行色彩分离,分为红、绿、蓝三个图层,选取阳性染色最能表现差异的图层,应用统计分析软件把此图层编码为灰度值色彩模式,0 代表白色,100% 代表黑色,中间值代表不同程度的灰色,图像的每个像素可以取 0～100% 之间的不同灰度值,即得到构成每个图像的定量变量,再根据研究者的经验或统计软件的功能将不同数值区间定义为强阳性、阳性、弱阳性、阴性等,用统计分析软件把灰度值代入统计即可。如果存在颜色干扰,还可以在色彩分离的时候就设定取值阈值,使低于所设阈值的像素不被采用,从而提高数据的准确性。总之,研究者应根据不同的研究目的选择最合适的处理方式。

(三) 数据转换的注意事项

在数据的相互转换中,应注意数据的可读性及兼容性,还应考虑不同软件版本对数据特征的要求,随时对转换的数据与原始数据进行比较。当数据转换过程中涉及运算时应在转换前进行赋值,并对运算进行记录,以免运算过程中出现错误。此外,从定量变量向定性变量转换可进一步揭示变量间的联系,但要注意数据类型转变可能损失数据信息,这种转变是不可逆的。更重要的是,采取不同的转换和编码方式可能导致得出的结论不同,研究者应根据实验的实际情况选择合适的方法。

三、数据的统计分析

医学研究中,研究者通过统计学揭示现象中的科学规律。对数据进行科学的统计学分析是得到合理结论的关键,研究者应首先考虑研究目的和研究设计,再结合数据的类型和分布情况选择合适的统计学方法。

数据的统计分析基于获得的数据推测所研究的总体,即根据数据变量之间的关系推测所研究总体参数之间的关系,包括统计描述和统计推断两个部分。

(一)数据的统计描述

数据的统计描述(正态性检验、不同类型数据的分布及均值描述等)是基于数据的类型对数据的分布类型、平均水平、离散程度等进行描述以及绘制统计图表的过程。统计图表的绘制详见本章第三节。

1. **定量数据的描述** 定量数据描述的方式包括:均数(或几何均数)、标准差、中位数、众数、百分位数、变异系数、极差、偏度系数和峰度系数等。

(1)分布类型:定量数据的描述首先要确定获得的数据是否属于正态分布。正态分布可由以下方式证明:①图示法,观察数据在散点图、直方图等图表中的分布情况,如符合正态分布趋势即可认为数据是正态分布;②正态性检验;③文献或科学经验认为该数据属于正态分布,即使正态性检验不满足也可认为是正态分布。而非正态分布的数据往往偏向数轴的某端分布,即偏峰分布,可以通过偏度系数和峰度系数描述其分布情况。

(2)平均水平:对于对称分布的定量数据,一般采用算术均数描述其平均水平。如数据不满足对称分布,可先通过对数、指数运算等转换方式,观察转换后是否满足对称分布。如果满足,即可用几何均数来描述平均水平。如果通过上述方法仍不满足正态分布,则可用中位数描述数据的平均水平。明显正偏峰分布数据可采用调和均数描述平均水平。

(3)离散程度:对称分布的定量数据的离散程度一般通过标准差描述,其他数据一般采用四分位数间距描述。在对数据进行粗略分析时,可以用众数表示集中趋势,用极差即全距反映变异程度和离散趋势。当数据均数差异大或量纲不同时,可通过变异系数描述。

2. **定性数据的描述** 定性数据用来描述事物的分类。以下以分类变量、人时变量、复合变量为例说明定性数据的描述。

(1)分类变量:当某事件只有两种可能结果时,常用频率来描述结果出现的可能性。当某事件的结果超过两种时,常用频率分布来描述结果的规律。

(2)人时变量:在科学研究中,有时不同对象被随访、观察的时间长度不同,因此常用强度来描述事件在单位时间内结局的规律,即此事件在单位时间内发生某结局的频率。

(3)复合变量:当需要比较或说明变量的关系时,可以采用相对比的方式进行描述。

(二)统计推断

通过样本推断总体的统计方法称为统计推断。统计推断的理论和方法论基础是概率论和数理统计学。通常采用随机抽样获得统计推断需使用的样本。统计推断的过程包括:估计总体未知参数,对参数进行假设检验,对总体进行预测和预报等。

1. 假设检验思想 由于抽样误差的存在,样本统计量和总体参数可能有所不同。为了检验统计量的规律是否与总体相同,医学研究中常用的逻辑推理方法为假设演绎法。它设定了零假设和备择假设,通过观察或实验来检验零假设,如果证据成立则认为零假设成立,如果证据不成立则认为备择假设成立。在零假设成立时,可认为样本统计量得出的差异仅由抽样误差导致,实际上总量参数并没有差异,即差异无统计学意义。备择假设成立时可认为样本统计量得出的结论不是由抽样误差导致的,而是由于总体之间的不同,即差异有统计学意义。以下通过实例说明假设演绎法。

实验背景:两组独立样本 1 和 2,均为连续型定量变量且满足正态分布,探究两组独立样本的总体均数是否相同。总体均数分别设为 μ_1 和 μ_2,样本均数分别设为 x_1 和 x_2。

(1)假设 H_0 为 $\mu_1 = \mu_2$,备择假设 H_1 为 $\mu_1 \neq \mu_2$,$\alpha = 0.05$。

(2)应用 SPSS 进行独立样本 t 检验,计算 P 值。

(3)判断 P 值和 α 值的关系从而得出是否接受 H_0。

2. 假设检验 H_1 假设的设定可以是双侧的,也可以是单侧的。如果在此例中设定为 $\mu_1 \neq \mu_2$ 则为双侧假设,只要二者不相等备择假设就成立。如果设定为 $\mu_1 > \mu_2$ 或 $\mu_1 < \mu_2$,就是单侧假设。

P 值:P 值为 H_0 成立时,发生比目前样本统计量更极端事件的概率,可利用统计软件计算或查表得到。

α 值:又称为检验水准,是人为规定的,在一次随机抽样中事件发生的概率小于等于 α 值的时间称为小概率事件,可认为是不会发生的,即拒绝 H_0。这也表示允许出现 Ⅰ 类错误(假阳性)的可能性,即由样本数据获得的统计结果显示 H_0 不成立但实际 H_0 成立的可能性。0.05、0.01 为常用的 α 值取值。

β 值:表示允许出现 Ⅱ 类错误(假阴性)的可能性,即由样本数据获得的统计结果显示 H_0 成立但实际 H_0 不成立的可能性。β 值不是人为规定的,受总体参数间差异、标准差、样本含量、α 值共同影响。

检验效能:即 $1 - \beta$,表示在总体参数实际存在差异时,利用统计学检验能够发现总体差异的概率。一般要求检验效能应大于等于 0.8。

3. 统计分析方法选择 统计方法的选择首先应根据实验设计和实验目的,其次要结合所获数据的性质。定量数据的统计分析方法主要分为参数检验和非参数检验。已知定量资料总体分布的前提下估计总体参数可采用参数检验,其检验效能更高。不符合上述条件的情况则选用非参数检验,其检验效能不如参数检验,但适用范围更广,不依赖总体分布类型。

第三节 图表与图片的绘制

一、图表的绘制

统计图和统计表是对数据进行统计描述的方法,可以将数据和规律直观而简洁地表示出来,便于理解、对比和分析。

（一）图表的选择及常用统计图简介

1. **柱状图** 柱状图是用等宽的柱子表示不同指标数值大小的图形（图 5-3-1A）。各柱子间距相等，柱宽也相等，一般间距为柱宽的一半或与之相等。直方图可视为特殊类型的柱状图，所有柱子的面积综合为 100%，每个柱子的面积代表其所在组别所占的百分比。柱状图常用于展示组间数值的差异。

2. **百分条图** 当每组数值由不同类别数据构成时，柱状图的每个柱子可以再用相应类别数据所占面积进行二次划分，形成百分条图（图 5-3-1B）。一个柱子的面积为 100%，其内各部分的面积大小表示该类数据在该组的整体数据内所占的比例，因此适用于表示频率分布。

3. **饼状图** 饼状图和百分条图类似，也用于表示数据内部各组分的频率分布，但不同的是，饼状图仅能代表百分条图中一个柱子的信息，即只能表示一组数据（图 5-3-1C）。

4. **线图** 线图通常通过线段的升降趋势表示因变量随自变量的变化趋势（图 5-3-1D），常用于连续性资料，也可以用于有序分类变量，即等级变量。

5. **半对数线图** 当升降趋势较大无法用线图表示时，可用半对数线图表示因变量的发展速度和趋势（图 5-3-1E）。它利用相对比进行计算，在直标数量级相差较大时能合理展现变化程度。

6. **散点图** 散点图是表示数据的分布、趋势的图。在散点图中，每个数据都代表一个点，因而适用于寻找离群值、异常值、变量间的相关性等（图 5-3-1F）。

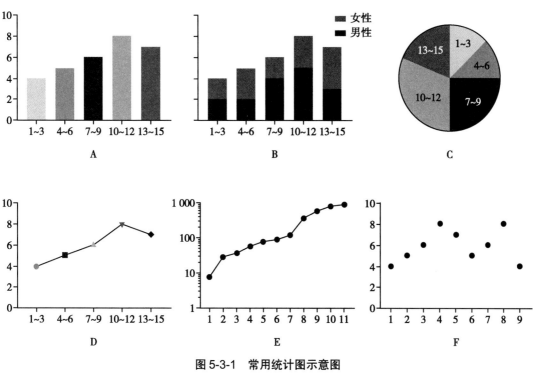

图 5-3-1 常用统计图示意图
A. 柱状图 B. 百分条图 C. 饼状图 D. 线图 E. 半对数线图 F. 散点图

通过不同统计图的样式对比可以看出，柱状图能直接表示出定量资料的频率分布情况和数值差异，而百分条图除了可以表示出柱状图显示的内容外还可以额外单独对每一组数据进行再次分类。饼图可以直观表示每部分数据占总数据的百分比。线图可以直观表示因变量随自变量的变化趋势，但是当升降趋势较大无法用线图表示时则需要利用半对数线图来表示。散点图表示离群值、异常值、变量间的相关性等。此外，统计表通过列表的方式将统计分析的内容有条理地展示，其代替冗长文字叙述的同时也可弥补统计图数量不精准的缺点，在科学研究中常与统计图配合使用。

（二）常见统计图表绘制软件简介

准确、精美的统计图表是高质量论文的必备要素。绘制高质量的统计图也利于成果的共享。以下是常用的统计图表绘制软件。

1. **Microsoft Excel 软件**　Microsoft Excel 软件能实现大部分二维图表的绘制与基础数据的处理与分析。

2. **Graphpad Prism 软件**　GraphPad Prism 是一款既可以进行数据分析又可以绘图的数据处理软件，对数据处理后即可获得高质量的科学图表，适合生物学、医学等学科的数据统计和图表绘制。它在统计分析上劣于 SPSS 等统计软件，但是不需要输入程序语言，只需输入原始数据，操作简单易学，且绘制的图片精美，是目前最常用的医学统计绘图软件之一。

3. **Origin 软件**　Origin 是专业函数绘图软件，具有强大的数据导入功能。支持多种格式的数据导入，同时具有统计分析、绘图和输出报告功能，可实现统计分析、数学运算、回归/拟合、信号处理和波谱分析等。

4. **Ggplot 软件**　Ggplot 将绘图与数据分离，可将统计变换融入绘图中，因按图层绘图所以可以完成含有多种维度但颜色仍过渡自然的图片。此软件可利用函数进行命令式绘图，故更具灵活性，但也因此需要编程基础。

5. **SAS 软件**　SAS 是国际统计分析领域的标准软件，具有数据访问、数据管理、数据分析、数据呈现四大功能。其优势在于可快速、稳定地处理大数据，并将多种信息以图片形式生动地呈现出来，常用于临床大数据分析绘图。由于整个过程需要编写 SAS 程序，SAS 绘图需要经过专业培训。

6. **Python 软件**　Python 作为开源语言使用与日俱增，可用于任何统计操作、统计模型构建。优势在于编程相对简单，具有高级的图形绘制功能，支持自定义任意图形。缺点是作为开源编程软件，在最新功能的开发中可能出错。由于 Python 在深度学习领域具有巨大优势，在未来数据分析、图表绘制中可展现出巨大潜力。

二、图片的绘制

（一）图片的分类及文件格式

1. **图像的分类**　图形图像文件可以大致分为两类：位图图像和矢量图像。通过摄像方式得到的图像多为位图，以计算机程序产生的图像则多为矢量图，二者可以通过特定程序互相转换。

位图也成为栅格图、像素图，它通过把图像分割成单独的栅格或像素从而单独记录每一个小单位的灰度和色度。彩色图像中每个像素的颜色由"位"记录，位数越多，表示有越多颜色可选，色彩越丰富逼真。

矢量图是以数学方法描述的由几何元素组成的图形图像，这种文件对图像的表达更精细、真实，放大或缩小后得到的图形图像分辨率不变。

2. 常见图像格式类型简介 图片获取、压缩方式、格式转换均会对其呈现信息的准确性产生影响。科研论文对图片有特殊要求，故研究者应尽可能保留高质量的原始图片，避免因为图片格式转化造成信息丢失。以下是常见图像格式介绍。

（1）BMP：BMP（bitmap）的文件扩展名为 .bmp，是 Windows 系统中的标准图像文件格式，除了图像深度可以选择外，一般对图像不进行其他压缩，所以图像质量较好，支持 256色、灰度图像及 RGB 真彩图像。它的优点是支持多种图像的存储，解码速度快，可以和所有在 Windows 系统环境下运行的图像处理软件兼容。缺点是占用的存储空间大。

（2）TIFF：TIFF（tag image file format）的文件扩展名为 .tiff，是在印刷行业较为通用的图像文件格式，也是杂志社要求作者提交图片的常用格式。TIFF 能以任何颜色深度存储单个光栅图像，所以存储信息多、图像质量高。TIFF 支持可选压缩，也可扩展。TIFF-B 适用于二值图像，TIFF-G 适用于黑白灰度图像，TIFF-P 适用于带调色板的彩色图像，TIFF-R适用于 RGB 真彩图像。这意味着杂志社编辑可以修改原始规范以添加功能或满足特定的需要。但修改规范可能会导致不同类型的 TIFF 图片之间不兼容。优点：TIFF 是广泛支持的格式，图像质量高，支持可选压缩，可扩展格式支持许多可选功能。缺点：可扩展性会导致许多不同类型的 TIFF 图片，并不是所有 TIFF 文件都与所有支持基本 TIFF 标准的程序兼容。

（3）GIF：GIF（graphics interchange format）的文件扩展名为 .gif，是用于压缩具有单调颜色和清晰细节图像（如线状图、徽标或带文字的插图）的标准格式。GIF 分为静态 GIF 和动画 GIF 两种，GIF 可以将多幅图像保存为一个图像文件，将他们逐个读出即可形成动画。GIF 的优点是可以作为动画存储格式，支持透明背景图像，适用于多种操作系统，缺点是它最多可以保存 256 色，所以色彩还原度不佳。因此，GIF 格式普遍适用于图表、按钮等只需少量颜色的图像（如黑白照片）。

（4）JPEG：JPEG（joint photographic experts group）的文件扩展名为 .jpg 或 . jpeg，是一种有损压缩的图像文件格式。它通过有损压缩方式去除重复的或不重要的数据，从而用最少的空间获得最好的图像品质，也因此造成了图像数据的损伤。但由于利用了人视觉系统的特性，压缩后的图像还原程度人眼无法识别。如果追求高品质图像，不宜采用过高压缩比例。

（5）JPEG 2000：JPEG 2000（joint photographic experts group 2000）的文件扩展名为 .jp2，是 JPEG 的升级版。它同时支持有损压缩和无损压缩，可以在任意指定图像上感兴趣区域的压缩质量，且压缩率比 JPEG 高 30%，所以和 JPEG 相比优势明显。

（6）PNG：PNG（portable network graphics）的文件扩展名为 .png，是一种无损位图文件存储格式，主要用于网络图像，其研发的目的是代替 GIF。它的优点是支持索引颜色，可以对 R、G、B 分量分别进行变换得到彩色、灰度和真彩色，可保存透明背景图像，而且对彩色图像的深度可达 48b，但缺点是不支持动画效果，所以无法取代 GIF。

（7）PSD：PSD（photoshop document）的文件扩展名为 .psd，是图像处理软件 Adobe Photoshop的专用格式，可以存储图层、通道、蒙板等功能，也可以自定义颜色数并加以保存，便于对图像的修改和分步保存，能支持全部图像色彩模式。

（8）EPS：EPS（encapsulated postscript）的文件扩展名为 .eps，是一种既可以存储矢量图也可以存储位图的格式。

（9）SVG：SVG（scalable vector graphics）是一种矢量图形语言，文件大小一般较小。

（二）图像文件的基本属性

通过科研仪器、设备获取图像文件后，科研工作者还需要对图像文件进行调整以达到最佳的数据呈现效果。不同杂志社对图像文件信息修改有相应的要求，但对于科研工作者来说，首先应理解图像文件的基本属性，才可进一步深入认识图片的处理规范。下面是修改图像文件前需了解的几种图像基本属性。

1. 像素 图像的像素（pixel）缩写为 px，指图像中存储的信息量，这些小方块都有一个明确的位置和被分配的色彩数值，而这些小方格的颜色和位置决定了该图像呈现出来的样子。可以将像素视为整个图像中不可分割的单位或者是元素。不可分割的意思是不能够再切割成更小的单位抑或是元素，而是以一个单一颜色的小格存在。每一个点阵图像包含了一定量的像素，这些像素决定了图像在屏幕上呈现的大小。比如，800×600 的图像为水平向有 800 个像素，垂直向有 600 个像素。

2. 分辨率 图像的分辨率指每单位长度上的像素数点，通常以每英寸像素（pixels per inch, ppi）为单位，分辨率为像素点除以该像素所占的长度。像素在单位面积里排列越密，反映色阶过渡越细，图像越清晰，画面越细腻。放大像素就是通过算法对图像进行了像素补足，将图片放得很大后看到的一块一块的方格子，虽然可以理解为一个图像像素，但其实已经补充了很多个屏幕像素，所以图片就不清晰了。如分辨率减小，尺寸不变，也是通过算法将图片像素减少，像素连续色调产生断层了，图像就模糊了。图像的分辨率可分为屏幕分辨率、打印分辨率。

（1）屏幕分辨率：单位为 ppi，常用于描述电子产品如手机等的图片展示清晰程度。水平和垂直方向的像素可以不相同。

（2）打印分辨率：单位为每英寸点数（dots per inch, dpi），指每英寸长度中，取样、可显示或输出点的数目，常用于描述印刷业、打印机等可以输出的清晰程度。其中每个点由小方框构成，且水平和垂直方向上数量是相同的，所以打印分辨率应由长、宽中较小的一方决定。医学文献中使用的图像分辨率一般要求 300dpi 以上，在不超出期刊投稿的最大文件大小下，应尽量使用高分辨率的图片，以免引起退稿修订等不必要的麻烦。还要注意的是，每种期刊对分辨率的要求不同，投稿时应参考杂志投稿指南中关于图片质量的要求，总原则是在条件允许范围内尽量使用高分辨率的图片。

3. 对比度 图像的对比度指的是一幅图像中最亮的白和最暗的黑之间的比值，也是从黑到白渐变的层次。渐变层次多，对比度大，图片色彩生动、丰富，图像也较清晰、醒目。对比度小的图片模糊，不能清晰展示图片细节。一般而言，对比度达到 120:1 易显示出丰富的图像色彩。

4. 像素深度 像素深度指每个像素的信息所占的二进制位数，代表每个像素所含的信息量，可以用来衡量图像质量。当用于表示图像颜色丰富程度时，图像中每个像素所含颜色的位数称为颜色深度，用位深度表示。比如，黑白图像像素深度为 1，用 1 个二进制位数即可表示黑白两种颜色。如果位深度为 2，位图有 4（2^2）种颜色选择，如果位深度为 4，位图有 16（2^4）种颜色可选。灰度图的像素颜色深度为 8，可表示 256 个灰度级。24 位深度的彩色图像因为能组合 1 670 万种颜色，比人类眼睛能分辨的颜色多得多，而称为全彩或真彩。

5. 色彩模式

（1）RGB 色彩模式：仅使用三种颜色红 R（red）、绿 G（green）、蓝 B（blue），图像中每一个像素都被赋予了一个 RGB 分量的强度值，通过这三种颜色不同比例的混合来重现颜色，是屏幕显示的最佳模式。在科学研究中，原始数据及图片型研究数据的处理往往采用 RGB 色彩模式，以求达到最大的图像还原度，而且可以通过图像色彩的拆分获取更多的图片信息用于数据处理。RGB 色彩模式超过了打印机的打印色彩范围，因此不建议打印时使用这种模式，易造成亮度和色彩的损失。

（2）CMYK 色彩模式：是以印刷油墨在纸张上的光线吸收特性为基础形成的色彩模式，图像中每个像素都由靛青 C（cyan）、品红 M（magenta）、黄 Y（yellow）和黑 K（black）按照不同比例合成。这种模式通常用于印刷业。多数期刊在稿件接受出版阶段会要求图片为 CMYK 色彩，但现在很多期刊都是有网络版的，且 RGB 图比 CMYK 图表现效果好，色彩亮丽，更适合出现在网络上。此外，RGB 色彩模式可以比较容易地转换成 CMYK 模式，但 CMYK 模式转变为 RGB 模式后会降低图像的表现力。所以很多期刊都逐渐接受 RGB 模式的图片。CMYK 模式多用于打印版图像。

（3）HSB 色彩模式：以色相 H（hue）、饱和度 S（saturability）和亮度 B（brightness）描述颜色的基本特征。色相指从物体反射或透过物体传播的颜色，通常由颜色的名称进行命名，如蓝色、黄色。饱和度指某颜色中某色相成分所占的比例，即颜色的强度或纯度。亮度指颜色的相对明暗程度，用 0～100% 进行表示，亮度 0 为黑色，亮度 100% 为白色。

（4）灰度模式：此模式中，0 代表白色，100% 代表黑色，中间值代表不同程度的灰色，图像的每个像素可以取 0～100% 之间不同灰度级的值。灰度模式中像素颜色深度为 8，可表示 256 个灰度级，在图片处理时可以将彩色图片转换为灰度模式的灰度图来获得定量数据，再进行进一步的数据分析。实际工作中，科研工作者也可将彩色模式的科研图片转换为灰度模式，利于 Image J 等软件计算图片中阳性细胞的数目及细胞大小等。

三、常见图片编辑处理软件简介

在论文投稿时，为满足期刊的投稿要求，常需要调整图片的大小、格式及分辨率，因此需要对图片进行编辑处理后另存为一定分辨率和格式的图片。下面主要介绍图片处理软件和画图软件。

（一）图片处理软件

1. Adobe Photoshop 软件　Adobe Photoshop 是一款具有多种功能的图像处理软件，主要处理以像素构成的数字图像，可以有效地进行图片编辑工作。Adobe Photoshop 的专长在于图像处理，即对已有的位图图像进行编辑加工处理或运用一些特殊效果，重点在于对图像的处理加工，而非图像创作。

2. Adobe Illustrator 软件　Adobe Illustrator 是一种应用于出版、多媒体和在线图像的工业标准矢量插画的软件，是一种非常好的矢量图形处理工具，广泛应用于印刷出版、海报和书籍排版、专业插画、多媒体图像处理与互联网页面的制作等。由于 Adobe Illustrator 处理的是矢量图形，可以无限放大而不会损伤图片显示质量。

3. Microsoft PowerPoint 软件　Microsoft PowerPoint 绘图方式胜在可视化、直观和简便，可量产各种扁平化（个人喜好）示意图。

4. Microsoft Excel 软件　Microsoft Excel 能实现大部分二维图表的绘制与基础的数据处理与分析。

5. Origin 软件　Origin 是一款专业函数绘图软件，支持各类型 2D/3D 图形绘制，输出格式多样化。可实现批量绘图、局部放大、细节处理、图例编排及拼图等功能，是公认的快速、灵活、易学的工程、科研绘图软件。

（二）画图软件

1. **Paint 软件** Paint 是 Windows 系统自带的图像处理软件,可以对各种位图格式的图画进行编辑。Paint 既可以自己绘制图画,又可以对图片进行编辑和修改。编辑完成后可用多种格式存储图片,包括 BMP、JPEG 和 GIF 等。

2. **Inkscape 软件** 这是一款图形编辑软件,图形的可选及操作空间大,可以用简单的操作完成很复杂的图片绘制。

3. **Image J 软件** 这是一种公共的图像处理软件,可运行于等多种平台,能够显示,编辑,分析,处理,保存,打印 8 位、16 位和 32 位的图片,支持 TIFF、PNG、GIF、JPEG、BMP、DICOM 和 FITS 等多种格式。Image J 支持图像栈功能,可以在内存允许的情况下打开任意数量的图像进行处理。除了缩放、旋转等基本图像处理,Image J 还能进行复杂的图像操作,如图片的区域和像素统计、创建柱状图和剖面图、进行傅里叶变换等。

四、科研图像处理规范

对于刚踏入研究领域的学生,往往难以把握科研图像的处理规范,即便是资深科研工作者,科学期刊出版物中图像数据的处理也是其关注的重点。2002 年洛克菲勒大学出版社制订的关于科学图像数据处理的指南被学者、杂志编辑广泛采用或借鉴。在此基础上,2006 年美国科学编辑协会（Council of Science Editors, CSE）首次发布了关于促进科学期刊出版物诚信的白皮书（*CSE's White Paper on Promoting Integrity in Scientific Journal Publications*）,该书详细介绍了图片处理规范,并概括了科学图像处理的 4 项基本原则:①图像中的任一部分都不得被增强、遮挡、移动或移除;②在确保原始图像存在的任何信息不被模糊、消除或歪曲的原则下,可以适当调整整个图像的亮度、对比度或色彩平衡;③来源于不同位置的凝胶图片或不同凝胶获取的图片,必须通过分界线和图例等明确说明;④杂志编辑要求研究者提供原始数据而研究者无法提供时,已发表的稿件可被撤回。该指南持续更新,具体可参考美国科学编辑协会网站（https://www.councilscienceeditors.org）。

关于数字图像处理规范,美国卫生与公众服务部（U.S. Department of Health and Human Services, HHS）旗下研究诚信办公室（Office of Research Integrity, ORI）也对此进行说明。研究诚信办公室将科学数字图像处理总结为以下 12 条。

（1）将图像视为数据处理,科学数字图像可能因不恰当的操作而失真。

（2）必须保留原始数据,且应始终在原始图像数据的副本上进行数字图像的操作。

（3）允许对整个图像进行简单调整,如对比度、明度、亮度等。

（4）允许对图像进行整体裁剪、旋转。

（5）用于互相对比的图像,需在同一条件下获取,并且任何后期处理也需相同。

（6）对图像进行整体调整而不是仅在图像的某一特定区域进行操作。

（7）通常不建议用特别滤镜软件来提高生物学图像质量。

（8）将同一或其他图像中某一部分转接至当前图像的操作涉嫌学术不端。

（9）应对原始图像数据统一进行强度测量分析。

（10）避免使用有损压缩。

（11）图片中必须标记放大倍率。

（12）慎重采取调节像素来改变图片大小的方式处理图片。

后续更新可参考美国卫生与公众服务部网站（https://ori.hhs.gov/）。

我国科学技术部科研诚信建设办公室组织编写的《科研活动诚信指南》也提及了关于科研图像处理的要点：在处理图像时，如果对整个图像进行亮度、对比度或色彩平衡的校正，且不会模糊、消除或歪曲原始图像所展示的所有信息，通常可以接受。但不应当为了强调或掩盖图像的某些部分而对其进行欺骗性的或不当的处理，包括添加、移除或移动对象，去除或模糊背景等。关于图像处理方面的具体要求，应参考不同学科或学术出版单位的规范，但总原则与上述所提及的标准基本一致。

五、图表的格式

科学文献中对于图表有公认的标准：①统计表多采用三线表，不应有纵线；②统计图的名称位于图下方，统计表的名称位于表上方；③统计图中用误差线表示标准差或标准误；④统计图中用符号表示统计学差异，如一般 *、**、*** 分别代表 $P<0.05$、$P<0.01$、$P<0.001$，除 * 外，常用的还有 #、△等。对于图表的大小和格式，不同的期刊要求会略有差异，以下以 *Nature* 杂志对图表格式的要求为例进行说明。

（一）表格

首先，表格应单独置于一个页面，其大小和方向应与稿件其他部分一致。其中，文字应采用罗马正体，表头要简短，采用黑体字。同时，表格不应含有水平或垂直标尺，这些内容在论文被接收后必要时会由 *Nature* 杂志加上。此外，符号和缩写应紧跟在表下方并予以定义，如果其定义为重要的描述性内容，需要隔行打印。

（二）图片

图片应单独置于与稿件其他部分大小和方向相同的页面。图片的具体要求如下：

1. 来源于其他文献或已发表的图片，需标明出处。

2. 研究论文的图片应该按照一定的比例和大小进行排布，投稿时图片的大小应与在杂志使用时所需的最终尺寸相近，图片的压缩比例最好不要超过50%。

3. 保证图片及其文字缩至最终呈现的大小时能清晰可见，应避免不必要的大号字体。

4. 分图应统一大小，所用的字体大小应当一致，做到协调一致。

5. 图片中的文字（如坐标轴的标记等）应小写，第一个字母大写，并且不使用句号，图片中英文字体常用 Arial。

6. 在数字与单位之间应有一个空格，不常见的单位或缩写应完整拼出或在图例中予以定义。

7. 应避免使用不必要的颜色、细节或装饰。

8. 图片的标识最好避免在有阴影或有内容的区域直接标注（应创建一个白色背景框，将文字放于其上），避免在深色背景上标注白色文字，否则会影响复制质量。

9. 文字（包括符号说明）应放在图例中，不应直接放在图片上。

综上所述，对于图表的大小和格式，应该按照投稿杂志的要求绘制，避免因图表绘制不规范导致撤稿。

（林正梅）

参 考 文 献

1. 王丽敏. 浅谈计算机图形图像格式. 数字技术与应用, 2013（5）: 248.

2. 张今. 著作权法. 北京：北京大学出版社, 2015.

3. 崔国斌. 著作权法：原理与案例. 北京：北京大学出版社, 2019.

4. 吴汉东. 著作权合理使用制度研究. 修订版. 北京：中国政法大学出版社, 2005.

5. 李康, 贺佳. 医学统计学. 6 版. 北京：人民卫生出版社, 2013.

第六章 科技论文的撰写与发表

科技论文是科学技术人员或其他研究人员在科学研究、科学实验的基础上对自然科学和专业技术领域里的某些现象或问题进行专题研究,采用逻辑思维手段,如判断、推理、证明或反驳等,分析、阐述这些现象和问题,为揭示其本质及规律而撰写的文章。科技论文与其他类型论文相比,其特点在于对理论性、实验性或观测性的发现进行科学记录,对科学技术研究原理和理论应用于实际中所取得的进展、成果进行科学总结。因此,完备的科技论文应该具有科学性、首创性、逻辑性和有效性,这也就构成了科技论文的基本特征。

第一节 科技论文的分类

科技论文根据其作用可分为学术性论文、技术性论文和学位论文;按论文的内容可分为原创性研究论文(original research)、综述(review)、述评(editorial)等。

一、按论文作用分类

1. **学术性论文** 学术性论文是研究人员在学术期刊上发表或者向学术会议提交的论文,是对某一学术课题的科学记录或科学总结,反映该学科领域的最新发展动向和前沿的研究进展,推动科学技术不断进步。

2. **技术性论文** 技术性论文是工程技术人员为报道工程技术研究成果而提交的论文。其主要内容是描述某一项科学技术的最新研究进展或对某项技术研究试验结果进行评价,用来解决生产过程中设计、技术、工艺、材料等具体技术问题,从而推动技术进步和生产力提高。

3. **学位论文** 学位论文是学位申请者提交的论文,按学位不同可以分为学士论文、硕士论文和博士论文。

(1)学士论文:学士论文是大学本科毕业生申请学士学位提交的论文。学士论文应反映作者基本掌握本学科基础理论及基础技能,具备从事科学技术研究的基本能力。这种论文一般不涉及复杂课题,论述范围较窄,深度也较浅。

(2)硕士论文:硕士论文是硕士研究生申请硕士学位提交的论文,是在导师的指导下完成的,须具有一定的创新性,且能体现作者具备坚实的理论基础和较为系统完整的专业知识,并具有进一步从事科研工作或专攻某项特定技术的潜能。一般通过答辩的硕士论文,其核心内容已达到了科技论文的发表水平。

（3）博士论文：博士论文是博士研究生申请博士学位提交的论文。同样是在导师指导下完成的，博士论文比硕士论文要求更高，应体现博士研究生拥有扎实的基础理论和系统的专业知识，初步具备独立开展科研工作的能力。论文内容通常涉及学科领域中具有一定独创性的前沿成果，是重要的科研参考文献。

二、按论文内容分类

1. 原创性研究论文　原创性研究是不完全基于研究主题已发表的论文、述评或综述的研究，目的在于产生新的知识，而非将现有的知识以其他方式呈现出来。原创性研究有多种形式，在实验工作中，一般涉及的是对研究对象直接或间接的观察。原创性研究产出的论文即为原创性研究论文，论文的原创性程度是发表在学术期刊上的重要考量标准之一。

2. 综述　综述是对某一领域或技术已发表的论文进行系统性的回顾，介绍该领域或技术的发展过程、研究成果及存在的问题。综述能将原始论文中的大量数据、资料和观点进行整理、分析和归纳，使读者能很快了解该领域或技术的概况。一般学者只要选定某一专题，通过系统性的文献检索，综合分析，即可撰写综述。

3. 述评　述评是对某一专题或技术进行评价的一种研究报告，关键在于"评"而非"述"。述评对该专题或技术过去的发展进行分析，对当前的最新进展进行介绍，并在此基础上评论，指出其发展的阶段、具有的科学意义和存在的问题。述评的作者通常是该学科领域中的学术权威专家。

第二节　科技论文的撰写

一、科技论文的一般结构

科技论文的种类较多，本节以最基本和常见的原创性研究论文为例介绍科技论文的结构。该类论文的一般结构包含标题（title）、作者名单（author list）、摘要（abstract）、关键词（keywords）、引言（introduction）、材料与方法（materials and methods）、结果（results）、讨论与结论（discussion and conclusion）、致谢（acknowledgement）和参考文献（reference）。有些期刊上的论文还会有利益冲突声明（conflict of interest statement）。不同期刊对文章结构要求会有些差别，但是主要结构还是相似的。

二、科技论文的写作顺序

科技论文的写作顺序因人而异，与个人习惯有关，并无硬性标准。考虑到初学者缺少写作经验，下面根据编者的经验，介绍一种编者常用的写作顺序，供读者参考。

在完成实验数据整理和统计分析的基础上，分析所获得的实验结果与课题假设之间的内在联系，确定图片的排布顺序，进行图片（figure）的绘制和图例（figure legend）的撰写。然后，根据图片的排布进行结果部分的书写，再把对应的材料与方法一一完成。接下来，根据研究假设产生的研究背景进行引言的撰写，引出研究的科学问题及其科学价值。讨论所获的实验结果对课题假设的验证及可能存在的不足，从而完成讨论部分的撰写。呼应科学假设和科学问题进行结论的书写，说明文章的假设是否成立及其意义。最后，回顾全文进行标题点睛及摘要的撰写。

三、各部分的写作方法

在论文的撰写过程中，应尽量使用书面语言进行书写，避免口语化表达，例如：①建议用"笔者"一词替代"我们"；②尽量使用短句，避免冗长的复杂句；③不过度使用具有感情色彩的词语，注意文章的客观性和科学性。本节将详细讲述各个部分的写作方法。

（一）标题

标题是科技论文的必要组成部分，用简洁、恰当的词组或句子反映文章的特定内容，清晰地告诉读者论文的主题，并且具有画龙点睛，引发读者兴趣的功能。

1. **一般特点** 标题的作用是提示论文的主题或信息，重点突出文章的重要性和原创性，使读者快速获得文章的关键信息并产生阅读兴趣。标题应使用短语形式，尽量避免使用句子。一般文章的标题要控制在 100 个印刷字符以内（包括字母之间的空格），具体要求请参照投稿期刊的作者投稿须知（guide for authors，instruction for authors）。

2. **写作方式** 生物医学类的科技论文一般有三种类型，包括求证性文章（hypothesis-testing papers）、描述性文章（descriptive papers）和方法性文章（methods papers）。每种类型的文章标题有不同的写作方式，下面进行简要介绍。

（1）求证性文章：求证性文章一般是指研究者提出假说，然后从得到的实验结果来验证假说的文章。这类文章标题的写作需要包含自变量（X），因变量（Y）和研究对象（Z）三项要素。其中，自变量是指研究者操作的因素，因变量是指观察的效应或变化，研究对象是指研究用的动物种属或实验人群及材料。这类文章标题的写作有两种格式：Effect of X on Y in Z 和 Y in Z。例如："Effects of interleukin-6 ablation on fracture healing in mice" 和 "Targeting TNF receptors in rheumatoid arthritis"。

（2）描述性文章：描述性文章通常是指描述某一特定元素、分子或生物因子，并阐明其功能的文章。这类文章的标题写作时一般将分子放在句首，描述其功能的单词以同位语、副题或句子的形式放在其后。描述其功能的单词作为同位语，如："CKD-506, a novel HDAC6-selective inhibitor, improves renal outcomes and survival in a mouse model of systemic lupus erythematosus"。描述其功能的单词作为副题，如："Interleukin-17 inhibition: role in psoriasis and inflammatory bowel disease"。描述其功能的单词作为句子，如："Complement C3a and C5a modulate osteoclast formation and inflammatory response of osteoblasts in synergism with IL-1β"。

（3）方法性文章：方法性文章是一类改进现有研究方法或提出创新研究方法的文章。这类文章的标题应写明实验采用的方法、装置或材料的名称，包括该方法的目的、研究对象，并应指出方法是新的还是改进的。如果采用的方法、装置或材料的名称是具体明确的，标题中应该写明。如果没有具体名称，则在标题中用 method 或 approach 等代替，例如："Validated analytical method to determine new salivary lipid peroxidation compounds as potential neurodegenerative biomarkers"。

在陈述新方法时，一般不鼓励使用 new 或 novel，因为新与旧的时效性很难界定，建议作者指出该方法最重要的特色，例如："Nonsurgical, minimally invasive, and surgical methods in management of acute diverticulitis"。如不容易写明这些特点，则一般用 improved 来表示，例如："Improved method for determining absolute phosphorylation stoichiometry using bayesian statistics and isobaric labeling"。

在陈述方法目的时，常采用 for doing 形式，例如："AIM-SNPtag: A computationally efficient approach for developing ancestry-informative SNP panels"。当文章的研究对象是一般性人群时，通常可以在标题中省略，如果是动物或某一特定人群时，则应在题目中写明，例如："Multiplexed proteome analysis with neutron-encoded stable isotope labeling in cells and mice"。

3. 写作要点　标题需高度概括文章主题，突出重点内容，写作时需注意以下三点。

（1）表达完整，言简意赅：标题应包含各种主要信息，如果文章中的信息较多，比如有两个或两个以上的自变量和因变量时，应突出最重要的，无需列出所有信息。在不影响完整的前提下，标题应尽可能做到言简意赅，让读者快速理解题目含义。例如："Engineering the immune system with particles, step-by-step"，作者用简单几个单词概括了全文主题，一目了然。

（2）用词科学、精确：标题用词应注意科学性，应尽量采用严谨规范的词，便于检索。俚语、非标准的专有名词以及缩略词等应避免使用，但一些常见的符号和缩略语可以使用，如CT、HIV、MRI 等。写作时用词应精确，尤其是在描述事物与事物之间的关系时，尽量使用能明确表示二者关系的词，例如："Bronchoconstriction, gas trapping and hypoxia with methacholine in dog"中 with 不能明确表示 methacholine 与 bronchoconstriction、gas trapping、hypoxia 的关系，此时，如果将 with 改成 induced by，就可以明确二者的关系。此外，标题中的用词还需注意与正文中的用词保持一致。

（3）适当提高表达的艺术性：在保证科学性与表达精确的前提下，可以适当使用高度凝练且有引申含义的词，以增加标题的创新性和吸引力。例如："Interplay of matrix stiffness and protein tethering in stem cell differentiation"，tether 原意是用绳或链拴住，此处表示蛋白质分子锚定于基质凝胶分子，使题目更具趣味性和艺术性。巧妙使用分词也可达到给标题增色的效果，例如："Tuning chemistry and topography of nanoengineered surfaces to manipulate immune response for bone regeneration applications"中 nanoengineered 修饰 surfaces 涵盖了纳米工程改造的意义，表达更凝练而准确。

（二）作者名单

在文章写作时，要写上作者署名、单位及地址。作者是指参加文章研究工作对文章内容负责，并可以解释文章内容的人。文章中第一作者应是文章的主要设计者和研究者，承担主要的研究工作。通讯作者一般是文章负责人，承担文章修改以及与编辑部联系的工作。作者署名时作者人数不宜过多，在作者名单上仅需列出主要研究人员即可，其他人员可以在致谢中向他们表达感谢。

作者名单需按照投稿期刊的作者投稿须知中的要求进行书写。一般情况下，需将名放在姓的前面，如张三，写作 San Zhang。如果名的第二个字以元音字母开始，两个字母之间应用 ' 隔开，例如 Jian'an Chen。有些国外学者的全名还包括了中间名，中间名的书写格式通常是以首字母大写的形式添加于姓和名之间。

（三）摘要

摘要是以提供文章内容概要为目的，简洁、准确地概括文章核心内容的短文。

1. 一般特点　摘要的功能是对文章的总结，记述主要内容和最重要的结果，便于读者迅速理解文章内容。摘要必须反映论文的主旨并提供必要的细节。摘要必须是简明的，一般会有字数限制。不同期刊要求各异，多数期刊要求为150～400 个单词，投稿前应仔细阅读作者投稿须知。摘要内容应包括研究目的、方法、结果、结论。摘要应客观、凝练地反映文章内容,并将文章中的新理念或新方法展示给读者。

2. 写作方式 求证性文章摘要的内容应包括研究目的、研究方法、研究结果和结论,必要时可以写研究背景和研究意义。描述性文章的摘要有三个主要部分,包括表达的信息、信息的佐证结果以及该信息具有的科学价值和意义。如有必要可在摘要开始部分进行背景介绍。方法性文章的摘要应涵盖研究目的、研究对象、所提研究方法的内容及特点、与传统方法相比的优点等。

3. 写作要点 为了使整篇摘要行文流畅、易读,需注意以下几点。

(1)建议重复使用关键词,用相同的顺序描述具体事项,紧扣主题,并以此突出主要内容。在提出问题、介绍发现及给出结论时,可以另起一句以示标记,从而利于读者理解。为了方便其他专业读者阅读,应避免使用过于专业的术语或叙述,提倡写短句,避免名词堆砌。

(2)不要随意使用缩略词。写作时应避免使用非标准的缩略词。如果必须使用一个未被广泛接受的缩略词,应在第一次使用时,写明全称来定义缩略词,如: polydimethylsiloxane,PDMS。

(3)注意摘要部分的动词时态应与正文保持一致。在求证性文章中,研究目的(问题)和结论(答案)用现在时,方法(做了什么)和结果(发现了什么)用过去时。描述性文章的动词时态比求证性文章的更复杂,动词使用的基本原则是如果描述的是一般事实就用现在时,如果描述的是已做的或已发现的内容就用过去时。在方法性文章写作中,动词可以是过去时、现在完成时或现在时。需注意的是,对于综述性文章,通篇时态应尽量保持一致,使用一般现在时或现在完成时。

(四)关键词

关键词是作者从题目、摘要和正文中选取出来的能够反映论文主题的词或者词组,通常是名词。不同期刊对关键词的数量要求不同,一般为 4～6 个。从提高文章检索率的角度出发,可尽量选取题目中没有的词或词组。此外,关键词要求尽量从规范的主题词表中获取,英文关键词可从 MeSH 数据库中选取,中文关键词可参考中国医学科学院医学信息研究所编译的《医学主题词注释字顺表》,中国科学技术信息研究所开发的《汉语主题词表》服务系统等。若拟提取的关键词未被上述主题词表收录,亦可以作为关键词。对于要求多语种表述关键词的期刊,需要注意不同语种关键词应保持一致。

(五)引言

引言是为读者提供理解本论文所需的研究背景。高质量的引言可以激发读者对文章的兴趣。

1. 一般特点 引言的目的是介绍文章的研究背景,起引导阅读的作用。引言内容应直截了当,尽可能言简意赅,同时抓住重点,包含足够的信息,但注意不要涉及研究的结果和结论。

2. 写作方式

(1)在求证性文章中,建议用漏斗型结构进行写作,首先就文章主题从较广的视野叙述一种已知事物,然后缩小话题范围,指出与文章相关的未知事物或提出疑问,接着引出文章所研究的问题或提出假说,必要时提出研究方案。

(2)在描述性文章中,只需要用两个步骤叙述已知的事物和信息。它不像求证性文章会提出问题或假说,也不需要从已知、未知到问题的结构格式。描述性文章只需要写出已知的事物和信息,以及信息和已知事物的关系,其关键在于对已知事物的进一步拓展。

（3）在方法性文章中，首先叙述某领域采用的一种或一类方法（或装置、材料）并给出理由，然后叙述原有方法、装置或材料中存在的缺点和局限性，最后提出新方法或改进方法，并且应当体现其能解决原有方法存在的问题或局限。

3. 写作要点　引言中最重要的部分是研究目的，在写作时要说明所提出问题的由来，并应陈述在文章相关领域中哪些是已知的或已确认的，哪些是未知的或存在疑问的。对于已知的叙述，需引用参考文献。引用参考文献可以引导读者阅读这些参考文献，所以应选择那些能反映文章主题并有助于引言提出问题的文献。若该领域的研究已有很多报道，应选择首次报道的、最重要的、引用最多的文献。

解析既往研究的局限性时，应秉持实事求是的原则，客观、公正地进行评价，切勿带入作者立场。在阐述研究的创新性时，应先剖析既往研究解决科学问题的思路及其存在的局限性，进一步完整清晰地阐明作者解决科学问题所采用的新思路，进而深入解析新思路与传统思路相比，在解决同一科学问题时的巧妙性、独特性及优越性，证实文章的研究特色及创新性。

（六）材料与方法

材料与方法是论文写作的重要部分，需要描述研究中用到的试剂、设备和实验方法。材料与方法说明解决问题的方法和途径，其作用是为审稿人及读者评论该文章的可靠性提供依据。如果材料和方法是可靠的，那么得到的结果与结论也是可靠的，反之亦然。另外，还可以为其他研究者提供参考，指导他们的研究。

1. 一般特点　材料与方法的写作要求作者对实验设计的思路、内容、分组、检测指标进行清晰描述。对材料的描述应全面且准确，所用材料的国际通用名、货号、品牌、品牌总部所在的国家城市都应进行描述。对方法的描述要抓住关键，突出重点，原则是能让同行根据文章提供的方法重复实验。若是引用他人的方法，需标注文献来源，并进行简要描述。此外，对使用的软件需标出公司及版本，对使用的统计方法应进行说明。

2. 写作方式　求证性文章的材料与方法部分，要着重叙述做了哪些实验来解决引言中提出的问题。描述性文章中的材料与方法部分，要重点叙述做了哪些实验以获得引言中提到的信息。方法性文章中的材料与方法部分，要详细描述新方法或改进的方法。在所有类型的文章写作中，材料与方法部分应包括实验细节和参考文献，以便他人全面评价或者重复作者的实验。

3. 写作要点　材料部分需要阐明所采用的化学试剂、仪器、研究对象的基本特点。方法部分需要阐明做什么、为什么做、怎么做等内容，这部分的写作可以按信息类型、时间顺序、重要性来组织，通常分为若干小节，并用小标题标明各节的内容。在阐述研究设计前应重申问题以保证研究设计与问题的明确联系。结果部分的任何结果都要有相应的方法与之对应。在描述研究对象时，要用具体的名称，如 SD 大鼠应避免使用老鼠。此外，这一部分写作篇幅要适当，尽量言简意赅，写作时一般用过去时态。

（七）结果

结果不是论文的必要组成部分，有些期刊会要求将结果与讨论合并讲述。结果部分需回答引言中所提出的问题，结果的数据需与材料与方法部分一一对应。结果的呈现形式包括文字、图片和表格。

1. 一般特点　结果部分只写与引言中所提问题相关的结果，包括支持假设的结果、不支持假设的结果以及对照组的结果。结果部分的数据应尽可能以图表形式列出，使文章直观易读,数据应该准确、无误。结果部分一般不加入作者的评述或倾向性意见,除非期刊另有规定。

2. 写作方式 求证性文章有两种研究方式,一种是预先设计所有实验;另一种是序贯设计实验,也就是上一个实验决定下一个实验。对于预先设计研究,结果部分按照全文的实验步骤来叙述实验的发现。对于序贯设计研究,需要先介绍方法后介绍结果。描述性文章和方法性文章结果部分的写法与求证性文章预先设计研究的写法相似。描述性文章在结果部分陈述特殊的发现。方法性文章在结果部分陈述新方法或改进方法的优点以及如何验证该方法。

3. 写作要点 结果部分的写作尽可能简短。写作时应提及研究对象,但应尽量避免涉及研究对象的隐私,例如在描述人来源的骨髓间充质干细胞时,通常只需提供伦理审查报告,而志愿者的基本信息一般不提及。并且,应注意各种统计学结果完整准确的表达。求证性和方法性文章的结果写作使用动词的过去时态,描述性文章的结果写作用现在时态。此外,用词要准确,比如在叙述未发现的事物时,应区分 could not 和 did not 的差别。选词要客观,应避免使用结论性描述。

(八)讨论与结论

文章的写作与讲述故事类似,首先提出一个问题,然后提出解决问题的途径,得到结果,然后用结论回答问题,并对结论进行论证,以确认结论的有效性,并阐述其创新性和重要性。讨论与结论部分就是故事讲述的最后部分,是文章的重点。这一部分写作是否理想,很大程度上决定了文章的质量。

1. 一般特点 讨论部分的内容包括对全文结果的总结,阐述文章的主要结论,对不一致的结果进行分析,对意料之外的发现进行分析,对文章的局限性进行讨论,阐明本研究的意义和前瞻性,指出未解决的问题以及进一步的研究方向。讨论的主要作用是回答文章引言中凝练出的科学问题,分析实验结果如何论证结论,阐明获得的结论和已知的研究发现之间的一致性和差异性,以及研究结论对所研究领域的科学价值和意义。

2. 写作方式 讨论部分的写作首先应用结论回答引言部分提出的问题,以及对该结论的论证,包括与结论不符的结果,指出研究工作的创新点,解释方法的局限性、设计上的不足以及假设的有效性,并说明该研究的重要性。对于求证性文章,在讨论部分要明确回答假设正确与否。对于描述性文章,要陈述研究对象的主要信息及研究的意义。方法性文章应在讨论部分再次阐述新方法的优缺点及应用。

3. 写作要点 在讨论部分,要强调本研究获得的重要结果和结论,要与本研究的目的结合起来讨论,避免出现与研究结果不相关的结论,避免将结论进行过度延伸,因为从一个研究对象得出的结论未必适用于其他对象。写作应实事求是,避免对研究意义过度拔高,避免出现国内外领先水平、首次证明等说法,若非提不可,建议加上据笔者所知等谨慎字眼。

对结果的讨论要有选择性,有的数据需要重点阐述,有的则可一笔带过,应选择合适的结果或一些比较新颖的发现在讨论部分进行深入讨论。一些众所周知的规则,或者该领域其他文章都有所提及的内容,都可以一笔带过。

论述问题要有层次性、顺序性、逻辑性。对选中的问题按一定层次从多个角度进行讨论,要清楚、透彻地回答问题。选择的论述问题多于一个时,可按照不同问题之间的内在逻辑关系,分层次进行描述。通常来说,把最重要的问题放在中间,次要的放在开头和结尾,分别作为铺垫和总结,从而增强可读性。

注意文章的前后一致性。讨论部分要与文章的主旨、引言部分、结果部分一致,不能出现前后矛盾。

(九)致谢

致谢的作用主要有两个,第一是表明研究的基金来源,我国的研究项目资助常常来自于国家自然科学基金,还有一些省级或市级的基金项目。根据基金组织的要求,向基金致谢时一般要标注清楚基金号码,也便于日后研究者统计不同项目的产出情况。第二,是对本课题的参与人员(未列在文章作者中的研究人员、科研管理人员等)和单位表示感谢,譬如实验室的技术人员、提供支持的平台等。

(十)参考文献

文章在引言、方法和讨论部分需要引用参考文献。引用参考文献的目的在于为文章研究的问题提供背景,为研究方法提供出处,为结论提供支持,同时也能表示对其他作者的观点和研究结果的重视和认可。此外,参考文献还能给读者提供更多的课题相关信息来源。

参考文献写作时要注意格式。不同期刊对参考文献格式的要求不一样。使用 EndNote 软件可对参考文献进行管理、编辑和插入。建议直接采用期刊的参考文献格式,更加方便,同时也能减少出错。关于 EndNote 的使用详见本书第三章。

第三节 投稿期刊的选择

一般在论文写作的早期就应开始考虑投稿期刊的选择,提早了解期刊规定可以帮助作者在论文写作过程中保证稿件符合期刊的书写要求。找到一个与研究课题匹配的学术期刊十分关键,可以降低拒稿的可能性,提高论文被阅读和引用的机会。本节介绍期刊的种类及其收录的数据库和查询的方法,如何评价期刊的影响力,以及选择期刊的原则。

一、期刊分类

自然科学领域期刊种类丰富,期刊使用的语种繁多,包括英文、中文、日文、俄文等。由于英文是世界通用语言,英文期刊占了其中绝大部分。中文期刊对于国内研究者也十分重要。编者根据自己选择期刊的经验,将期刊分成自然科学类综合期刊、医学期刊、口腔医学领域综合期刊、口腔医学专科型期刊进行介绍,并列举几种代表性的期刊,以帮助科研新手快速了解口腔医学相关的期刊。

(一)自然科学类综合期刊

自然科学类综合期刊是一类涵盖科学、技术各个领域的综合性期刊,其涉及范围通常非常广,影响力大,刊载的论文通常是各领域优秀的、有突破性进展的研究成果。

1. *Nature*(国际同领域期刊排名 Q1 区,2018 年影响因子 43.070) *Nature* 是出版科学和技术各领域最优秀的同行评议研究的国际周刊,其内容是快速、权威的新闻,影响科学、科学家与公众的热点以及对未来趋势的解释。

2. *Science*(国际同领域期刊排名 Q1 区,2018 年影响因子 41.063) *Science* 于 1880 年由 Thomas Edison 投资创办,是美国科学促进会(American Association for the Advancement of Science,AAAS)的官方刊物。*Science* 接收所有科学领域的论文投稿,致力于刊载各领域或跨领域最有影响力的论文,并促使这些研究成果得到科学界和公众的广泛认可,而非仅是专业期刊的认可。

（二）医学期刊

医学期刊刊载医学和医学相关领域的文章，其内容汇集了广大医学工作者在临床医学和基础医学领域的研究成果，反映了当代医学的发展水平和未来趋势。

1. *New England Journal of Medicine*（国际同领域期刊排名 Q1 区，2018 年影响因子70.670） *New England Journal of Medicine*（*NEJM*）是世界领先的医学期刊，连续出版超过200 年，为医生、教育工作者和全球医学界提供了高质量的同行评议的研究和交互式临床内容。*NEJM* 可以为医生提供生物医学科学和临床实践交叉领域的最佳研究和信息，为医疗服务提供信息以改善患者的预后。

2. *The Lancet*（国际同领域期刊排名 Q1 区，2018 年影响因子 59.102） *The Lancet* 由Thomas Wakley 于 1823 年创办，是独立的国际通用医学周刊。自发行以来，该期刊一直致力于普及医学知识，促使医学服务于社会，改变社会，并提高大众的生存质量。该期刊在儿童和青少年健康、糖尿病和内分泌学、胃肠病学、肝脏病学、血液学、艾滋病、传染性疾病、肿瘤学、精神病学、公共卫生等方面均有涉猎。

3. *JAMA*（国际同领域期刊排名 Q1 区，2018 年影响因子 51.273） *JAMA* 自 1883 年起连续出版，是国际同行评议的综合性医学期刊，旨在推广医学的科学和艺术，改善公众健康。其关键的目标有：发表原创的、重要的在不同医学主题范围内的同行评议文章，客观讨论有关医学、卫生、卫生保健和卫生政策的重要问题，通过提高疾病预防和医学研究的质量改善全球卫生状况等。

（三）口腔医学领域综合期刊

口腔医学领域综合期刊的内容包括国内外口腔医学基础研究、临床研究的新进展、新发现，口腔常见多发病的病因、病理生理机制、影像学表现、临床防治的经验总结和治疗的新技术突破等。

1. *Journal of Dental Research*（国际同领域期刊排名 Q1 区，2018 年影响因子5.125）*Journal of Dental Research*（*JDR*）是经同行评议的科学期刊，致力于传播牙科学及口腔等相关结构疾病的新知识和技术进展。涉及领域包括牙科、口腔颌面外科相关的基础研究，口腔生物学、生物材料、生物工程及临床相关的基础研究等。

2. *International Journal of Oral Science*（国际同领域期刊排名 Q1 区，2018 年影响因子2.750） *International Journal of Oral Science*（*IJOS*）由四川大学华西口腔医学院创办，致力于传播口腔医学各领域及跨学科领域的基础研究、应用研究和临床研究，涵盖的范围包括但不限于口腔微生物学，口腔颌面肿瘤，牙体牙髓病学，口腔炎症和感染，牙体干细胞和再生医学，口腔、牙齿和颌面遗传和发育疾病。

3. 中华口腔医学杂志（入选《中文核心期刊要目总览》） 《中华口腔医学杂志》为中华医学会主办的口腔医学专业学术期刊，包括述评、论著、诊疗指南、专家笔谈、专题讨论会纪要、系列讲座、综述、病例报告、国际动态等主要栏目。涉及领域包括口腔医学各个领域的基础研究、临床研究的新进展和新发现。

4. 华西口腔医学杂志（入选《中文核心期刊要目总览》） 《华西口腔医学杂志》是由教育部主管，四川大学主办的口腔医学专业性学术期刊，1983 年 8 月创刊，含专家论坛、基础研究、临床研究、专栏论著、病例报告、方法介绍、综述、专论、消息等栏目。其主要任务是报道我国口腔医学工作者在防病治病、科学研究、教学等工作中取得的经验、研究成果、技术革新、学术动态等。

5. 中华口腔医学研究杂志（电子版）（入选《中国科技论文统计源期刊》）《中华口腔医学研究杂志（电子版）》由中华人民共和国国家卫生健康委员会主管，中华医学会主办，中山大学光华口腔医学院承办，中华医学电子音像出版社有限责任公司出版的多媒体光盘期刊（CD-ROM）。其面向国内外以 CD-ROM 光盘附导读形式出版发行，涉及内容包括口腔医学领域先进的研究成果、临床诊断、治疗技术和经验，以及与口腔医学技术密切相关的医学和工程基础理论研究。

（四）口腔医学专科型期刊

口腔医学专科型期刊涵盖内容比综合期刊少，主要包括口腔医学各个专科领域的基础研究和临床研究的新进展和新成果，还包括各个专科的病例汇报、常见病和多发病的流行病学研究及防治经验等。口腔专科基本上都有各自的专科型期刊，如牙体牙髓病学、牙周病学、口腔修复学、口腔颌面外科学等。

1. *Journal of Endodontics*（国际同领域期刊排名 Q1 区，2018 年影响因子 2.833） *Journal of Endodontics* 是美国牙髓病学家协会（American Association of Endodontists）的官方期刊，在口腔牙髓病学领域里非常重要，涉及领域包括评估牙髓保存及牙体牙髓治疗相关材料和方法的病例汇报、对比研究及基础研究，根管治疗技术和器械的最新进展等。

2. *International Endodontic Journal*（国际同领域期刊排名 Q1 区，2018 年影响因子 3.331） *International Endodontic Journal* 是国际知名牙髓病学领域的期刊，致力于解决牙髓及根尖周疾病，及其与系统性疾病之间的关系。其涉及领域包括牙体牙髓疾病相关的生物医学、应用材料学、生物工程、流行病学及社会科学领域，以及根管治疗术后牙体的修复。

3. *Journal of Clinical Periodontology*（国际同领域期刊排名 Q1 区，2018 年影响因子 4.164） *Journal of Clinical Periodontology* 由欧洲牙周病学联盟出版，是涉及牙周病学及口腔种植学的期刊。其涉及领域包括牙周膜的生理学及病理学，口腔种植体的组织整合，牙周组织愈合及重建的调节过程及生物学机制，牙周病的诊断、流行病学及防治，牙周组织重建及种植体的应用，牙周病诊治的最新进展及病例报告。

4. *Periodontology 2000*（国际同领域期刊排名 Q1 区，2018 年影响因子 7.861） *Periodontology 2000* 是牙周病学领域的期刊，创建于 1993 年，可作为现存其他牙周期刊十分有价值的补充，涉及领域包括牙科与口腔外科。

5. *Oral Oncology*（国际同领域期刊排名 Q1 区，2018 年影响因子 3.730） *Oral Oncology* 是欧洲口腔医学协会、国际口腔病理协会的官方期刊，是跨学科的头颈部肿瘤领域的国际期刊，刊载头颈部肿瘤相关的发病机制、临床特征、流行病学、诊治及预防等的基础研究成果、临床试验结果、评论性综述等。

6. *Journal of Prosthetic Dentistry*（国际同领域期刊排名 Q1 区，2018 年影响因子 2.787） *Journal of Prosthetic Dentistry* 是全球领先的口腔修复学期刊，由美国 24 个领先的口腔修复学领域的组织共同出版，在同领域期刊排名最高。其涉及领域包括口腔修复学领域的最新技术、口腔材料及基础研究等。

7. *Dental Materials*（国际同领域期刊排名 Q1 区，2018 年影响因子 4.440） *Dental Materials* 是口腔材料学领域的期刊，致力于促进学术界、工业界及口腔科医生间的交流，主要出版原创研究文章、述评及相关短讯。该期刊优先出版关于口腔材料的性质及其与机体之间的反应的文章，同时也接受口腔科临床应用技术及实验室技术相关主题的文章。

8. *Clinical Oral Implants Research*（国际同领域期刊排名 Q1 区，2018 年影响因子

3.825）*Clinical Oral Implants Research* 是口腔种植学领域的期刊,致力于将口腔种植学领域的最新进展传达给相关领域的医生、教师及研究人员,其涉及的领域包括口腔种植学及相关领域的最新科学进展,以及这些信息对临床上需要进行口腔种植治疗患者益处的研究。

二、常见期刊收录数据库

(一)科学引文索引

科学引文索引(science citation index,SCI)数据库是由美国科学信息研究所在 1961 年创办出版的引文数据库,收录文献的作者、题目、源期刊、摘要、关键词。与工程索引(engineering index,EI)、科技会议录索引(index to scientific & technical proceedings,ISTP)一起被称为世界著名的三大科技文献检索系统,是国际公认的进行科学统计与科学评价的主要检索工具,其中 SCI 最能反映基础学科的研究水平和论文质量。SCI 数据库涵盖学科范围广泛,学科数目超过 100 个,包括医学与生命科学、工程技术与应用科学、环境科学等。

(二)科学引文索引扩展版

SCI 按照来源期刊的数量分为 SCI 数据库和科学引文索引扩展版(science citation index expanded,SCIE)数据库。SCI 数据库的来源期刊包括 3 500 多种 SCI 印刷版和 SCI 光盘版。作为 SCI 数据库的扩展库,SCIE 数据库的来源期刊数量更多,收录了可通过互联网或国际联机检索的 5 600 多种期刊。

(三)新兴资源引文索引

新兴资源引文索引(emerging sources citation index,ESCI)是 Web of Science 核心集合中的一种新的索引,主要收录在学术领域新兴的、已有一定地区影响力的期刊,可以拓展 Web of Science 期刊数据库的收录范围和评价规模,反映日益增长的学术活动。ESCI 是 SCIE、SCI 筛选收录期刊过程中的一部分,SCIE 及 SCI 所收录的期刊也会被 ESCI 收录,但 ESCI 收录的期刊不一定都达到了 SCIE 及 SCI 收录的标准。ESCI 可以作为早期预估期刊质量的指标,提高了新兴期刊的被发现率,也使 SCIE 及 SCI 对期刊的收录更加透明化和合理化。

(四)中国科学引文数据库

中国科学引文数据库(Chinese science citation database,CSCD)创建于 1989 年,收录我国出版的 1 000 余种中英文科技核心期刊和优秀期刊,涵盖了生物学、医药卫生、农林科学、物理、化学、数学、天文学、地学、环境科学和工程技术等领域。其建库历史悠久,具有内容丰富、结构科学、专业性强、数据准确、检索方式完整多样等特点。除提供常规文献检索功能外,其衍生出的中国科学文献计量指标数据库等也是我国引文分析研究和科学文献计量的实用工具。

三、期刊查询工具

(一)乌利希国际期刊指南

乌利希国际期刊指南(Ulrich's periodicals directory)自 1932 年开始出版,历史悠久,内容丰富,是反映世界各国期刊和报纸出版信息的权威性综合指南。收录了 200 多种语言,15 万个出版商的期刊资料,内容覆盖 950 个学科。其网络版收录的连续出版物数量多,更新快,而且检索方式多样,能精确、快速查找所需要的期刊。该指南对于收录的每种期刊的著录信息都非常详细,利用该指南可以准确、及时地了解相关期刊的信息,比如期刊网址、刊名变更以及期刊被文摘索引数据库收录的情况等。

（二）丁香通 SCI 选刊助手

丁香园旗下的丁香通 SCI 选刊助手提供根据摘要信息找文献、找期刊、找作者等服务。把文章的摘要信息录入输入框，系统自动推荐相关的期刊、文献等信息。另外，丁香园旗下的 SCI 数据库收录了 15 000 多种期刊，可用于查询期刊的影响因子、审稿周期、版面费、官网地址、出版社，还可以分析历年中国人发表的论文数量，分享 SCI 投稿经验。

（三）梅斯医学

梅斯医学（MedSci）平台致力于改善医疗质量，促进临床医生职业发展和医疗智慧化，通过数字科技和赋能医疗提升临床诊疗和科学研究水平。其中与基础研究相关的版块提供各学科进展及研究动态。MedSci 包含强大的 SCI 期刊数据库，具有 SCI 期刊查询、影响因子查询、投稿经验分享、辅助期刊选择等功能。

四、期刊影响力分析

（一）常用期刊评价工具

1. **期刊引证报告** 期刊引证报告（journal citation reports，JCR）是国内认可度比较高的期刊评价工具，其对包括 SCI 收录的 3 800 种核心期刊（光盘版）在内的 8 000 多种期刊（网络版）的引用数据进行统计和运算，为每种期刊赋予相应的指标值，每年发布一次报告。JCR 提供的数据具有较高的参考价值，对于图书馆的期刊订购以及科研人员的投稿选择也具有较高指导意义。需要注意的是，JCR 并非评价期刊的唯一指标，也非完美的指标。客观准确地评价期刊影响力需综合考虑其他指标。

（1）影响因子：影响因子（impact factor，IF）是 JCR 用于评价期刊学术质量的指标，在国际上认可度较高。期刊的影响因子越高，其刊载论文被引用的次数就越多，发表的研究成果影响力以及该期刊的学术影响力就越大。

需要注意的是，对一些综合类或大的研究领域，如化学与工程材料类期刊，由于其研究领域较广，其引用率也相应较高。一些热门的研究领域，因为研究的人较多，引用率也高，比如肿瘤类期刊。还有一些以综述为主的期刊，引用率也比较高。因此，尽管影响因子可以用于评价期刊的学术质量，但不具备精确定量评价的功能，与期刊的学术质量不是完全的正比例关系。影响因子较低的期刊并不一定比影响因子较高的期刊学术质量差。影响因子所反映的是期刊所有文章的综合引用次数，并不代表期刊的所有文章均具有同样的影响力。低影响因子的期刊也可能刊登有高影响力的文章。

影响因子的计算方法为期刊前 2 年发表的论文在当年的被引频次除以期刊前 2 年发表的可被引文献数。以 2019 年 *Biomaterials science* 的影响因子为例，登录 Web of Science 数据库，检索该期刊 2017 年和 2018 年发表的全部文献。可以选择通过期刊的 ISSN 进行高级检索，检索式：PY = 2017—2018。点击检索结果，显示出检索结果列表，再点击页面右上角的"创建引文报告"（图 6-3-1），就会出现该期刊前 2 年发表的所有文献在 2018 年的被引频次总和。可被引文献包括论文（article）和综述（review）。返回之前的检索结果界面，在左边工具栏中的"文献类型"（图 6-3-2）里选择 article 和 review，就能看到两种文献的总数，即为该期刊可被引文献数。再通过上述计算方法即可得出该期刊 2019 年的影响因子。

（2）JCR 期刊分区：在影响因子的基础上，有两种影响较为广泛的关于 JCR 期刊分区的方法：一种是 Clarivate Analytics JCR 的 Journal Ranking；另一种是中国科学院文献情报中心制定的分区。

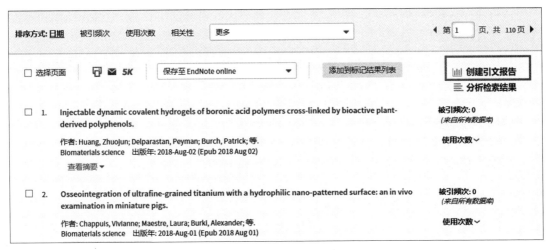

图 6-3-1 创建引文报告

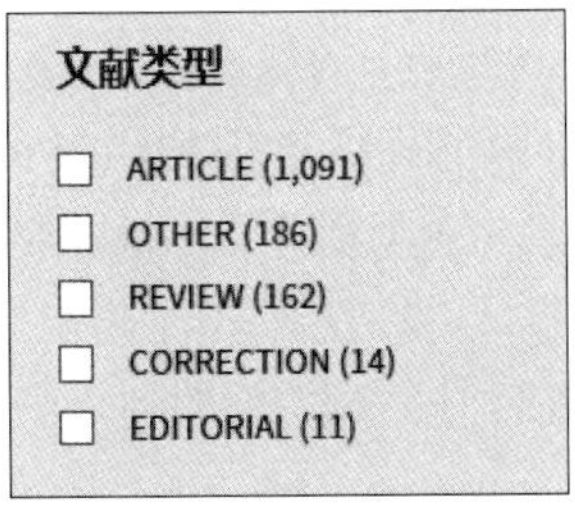

文献类型

- [ ] ARTICLE (1,091)
- [ ] OTHER (186)
- [ ] REVIEW (162)
- [ ] CORRECTION (14)
- [ ] EDITORIAL (11)

图 6-3-2 选择文献类型

1）Journal Ranking：Journal Ranking 将收录期刊分为 176 个不同的学科类别。每种学科分类按照期刊的影响因子高低，平均分为 4 个区，即 Q1～Q4 区（Q 表示 quartilein category）：各学科分类中影响因子位于学科中总刊数前 25%（含 25%）的期刊为 Q1 区，各学科分类中影响因子位于学科中总刊数 25%～50%（含 50%）的为 Q2 区，各学科分类中影响因子位于学科中总刊数 50%～75%（含 75%）的为 Q3 区，各学科分类中影响因子位于学科中总刊数后 25% 的为 Q4 区。在这一分区方式中，各区的期刊数量是相等的，学术影响力的大小呈倒金字塔排列。

2）中国科学院文献情报中心期刊分区：中国科学院文献情报中心期刊分区是由中国科学院文献情报中心研究发布，旨在纠正不同学科期刊影响因子数值的差异带来的评价难度，成为国内科研界评价期刊质量的重要参考指标。期刊分区自 2004 年开始发布，一直延续至今。

中科院期刊分区参考国务院学位委员会、教育部印发的《学位授予和人才培养学科目录（2011）》的学科设置，结合期刊反映出的学科结构，设置人文科学、经济学、数学、物理与天体物理、医学、综合性期刊等共 17 大类，囊括了自然科学及社会科学的期刊。为归一化不同学科期刊影响因子的量纲差异，2018 年中国科学院文献情报中心期刊分区将除综合性期刊外的 16 大类，根据期刊的引用关系进行聚类，并经过相关领域专家的判断和调整，最后在各大类学科下形成二级学科。期刊、大类、二级学科之间具有唯一的对应关系。一种期刊只属于一个大类和一个二级学科。每个二级学科按 1～4 区计算期刊分区，并与大类中二级学科的分区数据进行合并,作为 17 大类期刊分区的最终结果。其中,综合性期刊不生成二级学科,直接计算分区。

　　具体期刊分区的计算方法是:某一学科内的所有期刊按照学术影响力(3 年平均影响因子)降序排列,依次划分为 4 个区:1 区期刊取整个学科数量总数的 5%;2~4 区使用 3 年平均影响因子总和相同的方式划分,即在剩下的 95% 期刊中,计算它们 3 年平均影响因子的总和(S),求出总和的 1/3(S/3),剩下 3 个区的每区期刊影响力累计总和为 S/3。在此分区方法中,各区期刊的数量是呈金字塔形状排列,学术影响力高的分区期刊数量少。

　　2. 北大核心　　北大核心是北京大学图书馆及北京十几所高校图书馆众多期刊工作者及相关单位的专家参加的研究项目,项目研究成果以印刷型图书形式出版,即《中文核心期刊要目总览》。我国学者依据期刊的影响因子、引用率和转载率等指标,对中文学术期刊进行划分。根据期刊的动态发展,北大核心会定期更新,主要是为图书馆的期刊采购、典藏、导读等工作的开展提供更好的、具有时效性的参考依据。

　　(二)常用期刊评价指标

　　1. **总被引频次**　　总被引频次(total cited frequency)是指期刊自创刊以来所刊登的全部论文在统计当年被引用(包括自引)的总次数。与描述期刊前两年论文被引用情况的影响因子不同,总被引频次可以反映期刊总体被重视和引用的程度,可在一定程度上弥补影响因子评价期刊学术影响力时的不足。中国科学院文献情报中心进行期刊分区时,由于 1 区期刊入选标准较高,进入 1 区的期刊数量较少,为了避免遗漏优秀的期刊,该中心将 2 区中2 年总被引频次指标位于前 10% 的期刊和 1 区的期刊均归入 TOP 期刊集合。

　　2. **被引半衰期**　　被引半衰期(cited half-life)是测度期刊老化速度的一种指标,其计算方法为:计算一种期刊截至当年的年度总被引用次数,并从当年向前推算引用次数,计算后者占前者 50% 时所需的年数,此年数即为该期刊的被引半衰期。半衰期通常不是针对个别文献或某一组文献,而是指某一学科或专业领域的文献总和。被引用的年限越长,该文献的价值越高。所以,被引半衰期的值越高越好。

　　3. **h 指数**　　h 指数由 J.E. Hirsch 于 2005 年提出,用于评价学者的个人学术贡献,可以综合衡量研究者的生产力(文章数量)和出版物的影响力(引用数量)。其具体含义是:某一位研究者共发表了 N 篇论文,其中有 h 篇论文每篇至少被引用了 h 次,剩下 N–h 篇被引频次均小于或等于 h,h 的值即为该名研究者的 h 指数。它可用于比较同学科研究人员的工作。例如:如果研究者的 h 指数为 4 就是说研究者有 4 篇论文,每篇均至少被引用了 4 次。h 指数较适用于已经建立并发表大量文章的研究人员。

　　4. **特征因子计量**　　特征因子计量(eigenfactor metrics)的基本假设是:期刊的论文被高学术影响力的期刊引用越多,则该期刊学术影响力就越高。特征因子计量不仅考虑论文的引用数量,还充分考虑论文的来源,实现引文质量和数量的综合评价。其在统计范围、统计年限、引用习惯、自引控制等方面优于其他计量方法。

　　特征因子的计算方法是通过随机选择一个期刊,在其中选择一篇参考文献链接到另一个期刊,然后在这个期刊中再随机选择一篇参考文献链接到下一个期刊,以此类推,计算花费在每个期刊中的时间。

　　特征因子计量包括特征因子分值(eigenfactor score)计量和论文影响分值(article influence score)计量两部分。特征因子分值计量评价每个期刊的重要性是基于整个引文网络结构进行的,代表期刊在一年内发布所有文章的集合价值。其计算方法是基于过去 5 年该期刊所发表论文在 JCR 统计当年的被引用情况,包括引文和质和量。与影响因子相比,统计年限更长,更能客观反映期刊论文引用的高峰年份。由于特征因子分值计算是基于引文网络进行的,因此可以通过该分值合理测算科研人员在不同期刊的阅读时间。

论文影响分值计量是基于期刊单篇论文的影响力来评价期刊的重要性,一定程度上回应了特征因子分值计算存在的对期刊发文量依赖的问题,类似于 5 年影响因子。其计算方法是:特征因子分值除以期刊所发表的论文标准化比值(所有期刊的论文总数为 1)。论文影响分值的平均值为 1.00,大于 1.00 表明期刊中每篇论文的影响力高于平均水平,小于1.00 则表示其低于平均水平。

五、期刊投稿原则

期刊选择的根本目的是研究者将论文在一个合适的期刊上公开发表,与目标群体共享研究成果,推动相应学科的发展。因此,对于研究者来说,最佳的期刊应是可将研究者的研究成果最大程度地传递给目标对象,促进学术交流和学术进步。编者结合前期期刊选择的经验,总结了以下五点期刊投稿的原则,供读者参考。

(一)明确投稿类型

如上文所述,论文类型有基础研究、综述、摘要、述评、病例报告、临床试验等。投稿前需明确目标期刊接收文章的类型,每个期刊对所出版的文章类型要求各异,例如综述,部分期刊仅以约稿的形式接收。

(二)了解期刊定位

每个期刊均有其关注点,一般会在期刊简介的宗旨和学术范畴(aim and scope)中进行说明。此外,不同期刊的影响力有所差别,投稿文章的质量也相对有高低之分。因此,分析期刊的定位和影响力十分重要,研究者需要选择一个文章主题符合其学术范畴、文章贡献与其影响力相称的期刊。

(三)考虑论文的读者类型

在论文写作及选择投稿期刊时,需要考虑文章可能的读者群体。从论文的写作角度,需要注意文章的受众,譬如有专业领域的同行、医学工作者、公众等,读者群体的不同影响写作时专业知识的阐述及相关术语的运用。从期刊选择的角度考虑,可根据读者群体选择综合型或专业型期刊。综合型期刊的读者群体范围广,数量大,一些跨领域的研究可以考虑综合型期刊。然而,综合型期刊涵盖领域过多,不利于专科读者快速全面地获取新进展。专科型期刊则可避免这个缺点,期刊读者群体多是从事该专科领域的同行,订阅这类期刊可以协助读者快速全面地了解专科前沿进展。但由于受众面积较窄,专科型期刊的影响力通常弱于同级别的综合型期刊。总之,明确读者类型是十分重要的,这决定了研究成果主要向哪一目标群体进行共享和交流。

(四)关注投稿期刊类型

期刊可以分为正刊和增刊。正刊是指期刊正常发行的一期。增刊通常指在正常的期刊以外增加发行的刊物,不一定有特定主题。正刊和增刊收录的稿件质量和认可度可能存在较大的区别,因此研究者在投稿时需特别留意所投的期刊属于哪一类型。

(五)注意开放获取的问题

开放获取(open access,OA)是随信息技术发展而兴起的一种新的作品出版方式,指的是科学研究文献的在线免费获取及使用,这是国际科技界、学术界、出版界等为推动科技发展发起的运动。开放获取可将研究人员的研究成果展示给更广泛的受众,从而增加了被其他研究人员阅读、使用和引用的机会,因而开放获取是期刊未来的一个发展趋势。以《布达佩斯开放获取计划》为标志的一系列文件的出台有力地促进了世界各国开放获取的发展,这有利于逐渐实现研究成果的共享。例如,美国国家卫生研究院(National Institutes of Health,NIH)的开放获取计划规定由 NIH 资助的研究者必须自愿将经过同行评议并最终定稿的研究成果论文副本以电子版的形式提交给 NIH,在该论文公开发表 6 个月后,由 NIH 通过 PubMed Central 提供给公众免费检索。

开放获取的内容可以通过一般搜索引擎如 Google、OAIster、Scientific Commons 和国家门户网站(如澳大利亚 Trove)获得。根据开放的程度和获取的途径,可分为两种方式。

1. 开放获取出版　开放获取出版是指读者可通过互联网免费阅读、获取期刊论文的一种出版方式,被称为实现开放获取的"金色之路",也可称为金色 OA。开放获取出版有两种基本形式,一是期刊对作者征收费用以支付同行评议和出版费用,期刊开放出版,所有论文均免费阅读,大学图书馆将为研究人员支付费用,简称开放期刊;二是期刊本身以订阅为主,部分论文可在交纳文章处理费(article processing charge,APC)后开放阅读,简称开放论文。文章处理费通常由研究补助金或大学支付。

2. 自存储　自存储是指作者在论文发表后将论文立即或延迟一段时间后开放发布在作者个人网站、学科知识库或机构的知识库中,通常为可公开访问的学术作品的数字副本,亦被称为绿色 OA。自存储按组织方式不同,可以分为按学科组织(如物理学的 arXiv)和按机构组织(如哈佛大学的 DASH)两种。

有些大学也会有自己的绿色 OA 存储库,用来存储校内发表的全部论文。对于大学的知识库,为保证文档的长期保存,一般会在开放获取之外采取相应的措施。知识库由研究机构维护,作者(自我归档)提供出版物细节和数字副本。例如,昆士兰科技大学(Queensland University of Technology,QUT)的政策是所有研究出版物的最终出版原稿副本都要存入 QUT ePrints,即昆士兰科技大学的一个绿色 OA 存储库。在校研究人员必须将完成的论文数字副本提交给 QUT ePrints。当期刊文章原稿存入 QUT ePrints 时,图书馆会检查出版商政策并设置适当的访问级别。

虽然 OA 是未来期刊发展的趋势且具有明显的优点,但也存在一些问题需要研究者关注。OA 通常需要研究者支付较为昂贵的出版费,且有研究报道 OA 期刊缺乏系统的评价体系,影响力整体低于非 OA 期刊。截至 2016 年,开放获取期刊目录(directory of open access journal,DOAJ)收录的 OA 期刊共 11 388 种,而在 Web of Science 核心集合中,OA 期刊占比小于 1/10。目前,部分 OA 期刊在国内认可度较低。

综上所述,研究者在选择完全开放获取的期刊时,需要注意投稿期刊的质量及其行业认同度,传统学术出版商(如 Springer、Wiley、Elsevier 等)依托构建的 OA 期刊通常比较有保障。对于投稿难度小,支付昂贵出版费即可发表文章的期刊,需要谨慎对待。

(陈泽涛)

参 考 文 献

1. 任胜利. 特征因子(Eigenfactor):基于引证网络分析期刊和论文的重要性. 中国科技期刊研究,2009,20(3):415-418.

2. 刘雪立. 基于 Web of Science 数据库预测 SCI 期刊影响因子的方法. 科技与出版,2014(2):87-91.

3. 王鑫,史静. 2011 年 SCI 所收录地球科学期刊及其文献计量指标之综合分析. 图书情报工作,2014(s1):98-103.

4. 范为字,苏大明,李丽君. SCI 收录的传统医学期刊介绍. 新疆维吾尔医学专科学校学报(维文版),2013,23(5):103-106.

5. 王凌峰. 中科院 SCI 期刊分区方法的不足与改进. 科技成果管理与研究,2013(2):36-38,45.

6. 朱兵. SCI、SCIE 来源期刊信息指南. 北京:国家图书馆出版社,2010.

7. 盛丽娜,顾欢."影响因子百分位"与 h 指数、累积 h 指数对期刊的评价效力分析. 中国科技期刊研究,2017,28(2):166-170.

8. 盖双双,刘雪立,张诗乐. SCI 来源期刊影响因子预测和结构分析方法——以 Nature 杂志为例. 中国科技期刊研究,2014(8):980-984.

9. 戴琦,袁曦临. 开放获取期刊的学术声誉风险及其预警研究. 中国科技期刊研究,2018(11):1063-1071.

10. 蒋筱,叶春峰. 特征因子(Eigenfactor™)与期刊评估. 医学信息学杂志,2009,30(9):52-55.

11. 任胜利. 特征因子(Eigenfactor):基于引证网络分析期刊和论文的重要性. 中国科技期刊研究,2009,20(3):415-418.

12. 窦曦骞,祁延莉. 特征因子与论文影响力指标初探. 大学图书馆学报,2009,27(6):57-62,88.

第七章 学术会议与学术交流

在进行科学研究的过程中，研究者需要不断学习新的技术，汲取新的知识，了解新的研究成果。学术会议为国内外学者提供了交流与合作的平台，通过参加学术会议可以获得大量重要研究信息，快速了解本领域及相关领域最新的研究动态，获得所在领域的最新学术进展。同时，研究人员在相互交流中能激发出科研灵感，碰撞出新的思想火花。学术交流活动有助于提高国内研究人员的创新性、实践能力和国际竞争力，从而满足国家高素质国际化人才培养的需求。

第一节 学术会议

学术会议是为了增进学术交流、促进研究合作、推动学科发展而举办的学术性主题的会议，具有权威性、高知识性、高互动性等特点。

一、学术会议类型

学术会议按照不同的分类标准，可分为以下几类：

（1）按学科性质可以分为单学科的专业会议和多学科的综合性学术会议。

（2）按会议的召开周期可以分为一次性学术会议、年度学术会议、系列学术会议。

（3）按参会者的国别可以分为国内学术会议、双边学术会议、多边学术会议、国际学术会议等。

（4）按会议采用的交流技术可以分为传统学术会议、在线学术会议、视频学术会议等。

（5）按信息传播方式可以分为单向传播会议（学术报告、调研会）和双向互动会议（专题座谈会、研讨会、学术交流会）。

（6）按会议规模可以分为大型、中型、小型会议。

学术年会是学术会议中一种常见的定期（一年或多年）召开的制度性会议形式，是一种大型综合性或主题型学术会议，具有主题明确、学术主导、专业性强、参与度高、规模大、开放共享等特点。每届学术年会都会确定一个或多个会议主题。学术年会由于规模较大、涉及学科范围和专业领域较广以及参与人员较多等特点，通常需要较长时间（大多1年以上）筹备。学术年会期间，除了设置必要的大会报告外，为便于参会代表和公众选择性地参与年会，还会根据情况设置若干专题分会场或专题单元、大型展览、科普活动等。学术年会是需要地方申办的，且会不断更换新的举办地。其原因是：第一，年会对举办地的条件（如会场、交通、食宿等配套）要求较高，有时甚至需要举办地政府及公众的充分支持和参与；第二,不仅能调动举办地政府、企业及公众的参与积极性,还能不断提高年会在各地区的声誉和知名度。除开展学术交流外,学术年会也是科技社团开展其他活动的平台,如召开工作会议、举办大型展览及培训、进行相关产业贸易洽谈、产品销售等活动。

(一)国内学术年会

我国口腔学术年会常由中华口腔医学会或各省级口腔医学会及其下属的各级专业委员会组织举办。截至目前,中华口腔医学会二级分支机构共 37 个,涵盖口腔临床,医学教育、管理、科学研究等各个方面,如以牙体牙髓病学专业委员会、口腔颌面外科专业委员会、口腔修复学专业委员会、口腔病理学专业委员会、口腔生物医学专业委员会等为代表的口腔临床及基础各个学科分支的专业委员会,还有口腔医学科研管理分会、口腔医学设备器材分会、民营口腔医疗分会等其他各类相关分会。中华口腔医学会及各专业委员会每年均在各地举办口腔综合性会议或各自专业的学术年会。另外,各省级口腔医学会及专业委员会也会定期举办省级的学术年会。各级各类各专业的学术会议为国内的口腔医学同行提供了良好的交流平台,有效带动了全国口腔医学领域的整体发展。

中华口腔医学会每年在举办学术年会的同时,一般会同期举行中国国际口腔设备器材博览会,汇集国内外口腔行业的领先企业,涵盖口腔产品全产业链,推广口腔行业新产品、新技术,形成学术与产业交流、融合、合作的平台。

(二)国际学术年会

国际学术年会是各个国家相关学术领域的研究人员就共同关心的学术问题定期进行大规模、有组织、高层次的分享与讨论的国际化学术交流形式。国际学术会议的主要标志是主要与会者来自多个国家,每个与会者无论是国家正式派遣还是以个人身份参与都代表其国家。会议组织者经过事先安排,预先确认和限定讨论的内容,并按照学术共同体的规则行事。

口腔专业相关的大型国际学术年会,一般多由相应的国际学术组织主办。目前,口腔领域比较有影响力的国际组织有国际牙科研究学会(International Association for Dental Research,IADR)、世界牙科联盟(Fédération Dentaire Internationale,FDI)及国际牙医师学院(The International College of Dentists,ICD)三大组织。

IADR 是一个偏向口腔基础研究的非营利性学术组织,总部设在美国亚历山大市,其宗旨是推进口腔医学研究和提高全世界口腔健康知识普及,支持口腔健康的社区研究,促进基础研究结果的交流和应用。FDI 成立于 1990 年,是世界上最大的会员制牙科组织,其关注的方向主要偏向临床,主要任务包括制定并向国际口腔同行发布口腔保健的政策和标准,促进各国牙科协会间的信息交流,为业界提供继续教育,支持联盟成员推广口腔保健工作等,并且每年定期在世界各国举办综合性的口腔临床国际会议。ICD 是一个具有国际领先地位的牙医师荣誉团体,成立于 1920 年,总部设在美国密歇根。该组织每年召开会议,为世界各成员国推荐的有专业影响力的口腔科医生授予荣誉学位,目前获得国际牙医师学院院士(FICD)荣誉称号的口腔科医生约 11 000 个,分布在世界上 120 余个国家。

在上述三大口腔国际机构中,IADR 和基础研究领域最为相关。IADR 每年会在不同的国家和地区举办一次大型口腔学术年会,内容涵盖口腔医学的各个领域,包括口腔材料学、口腔预防医学、口腔组织工程及干细胞、口腔微生物等领域。会议形式包括口头汇报、壁报参展、各类竞赛及牙科器材展示等,参加人数可达数千人以上,是目前国际影响力最大的口腔基础研究会议。

IADR 每年除了举办学术会议外,还会进行各类评奖,比如 William J. Gies Award,该奖项旨在表彰该年度 IADR 大会之前在 *Journal of Dental Research* 上发表的最佳论文,在生物研究、生物材料与生物工程研究,以及临床研究中选择一篇论文进行表彰。John Clarkson Fellowship 每 2 年评选一次,颁发给优秀的牙科公共卫生研究者。Joseph Lister Award for New Investigators 则是颁发给在口腔疾病预防或口腔健康促进方面进行了优秀原创研究的年轻研究人员。此外,还有 Aubrey Sheiham Award、Giddon Award 等。IADR 为研究人员和学生提供参会奖励,如 BEHSR Lois Cohen International Travel Award、Unilever Hatton Competition and Award、BEHSR Outstanding Student Abstract Award。与此同时,IADR 区域发展计划委员会每年都会提供一定金额的补助金,以启动研究和开发,或以其他方式改进发展中国家和地区的口腔卫生研究基础设施。

IADR 除了总部以外,在大部分国家和地区都有分会,各个分会也会定期举办各自区域的国际会议。其中,IADR 中国分会每年举办一次会议,通过邀请国内外的专家学者进行交流和举办讲座,提供了国内外学者交流的平台,旨在提高中国口腔医学研究水平,促进全国口腔医学兄弟院校不同学科的交流与合作,增强 IADR 中国分会的凝聚力和国际影响力。年会同期还会举办 IADR 中国分会杰出青年学者奖比赛,为口腔青年学者搭建交流平台。获奖者还可获得参加当年青年人才托举计划的申报资格。

与 IADR 年会相似,FDI 年会也是世界上规模最大、最具影响力的口腔科国际活动之一。会议由学术活动、研讨会和论坛、贸易展览、世界牙科委员大会和商务会议及社交活动五部分组成。在学术上,FDI 年会代表了世界牙科的最新发展水平和发展方向,为全世界的口腔科医生提供了一个互相学习交流的机会。FDI 年会同时也是全球口腔科用品生产企业展示当前最新技术和产品的平台。

除上述三大机构组织的综合性口腔学术年会外,以下还列出了口腔各个专科较有影响力的国际会议(表 7-1-1)。

表 7-1-1　口腔各专科代表性国际会议

学科	会议名称	主办机构	会议周期
牙髓病学	American Association of Endodontics annual meeting	American Association of Endodontics (AAE)	1 年
口腔颌面外科学	International Conference on Oral and Maxillofacial Surgery (ICOMS)	International Association of Oral and Maxillofacial Surgeons (IAOMS)	2 年
口腔修复学	International College of Prosthodontists biennial meeting	International College of Prosthodontists (ICP)	2 年
口腔正畸学	American Association of Orthodontics annual session	American Association of Orthodontics (AAO)	1 年
牙周病学	EuroPerio Congress	European Federation of Periodontology (EFP)	3 年
牙周病学	American Academy of Periodontology annual meeting	American Academy of Periodontology (AAP)	1 年
儿童口腔医学	International Association of Paediatric Dentistry Congress	International Association of Paediatric Dentistry (IAPD)	2 年

续表

学科	会议名称	主办机构	会议周期
口腔黏膜病学	European Association of Oral Medicine biennial congress	European Association of Oral Medicine（EAOM）	2年
口腔黏膜病学	American Academy of Oral Medicine annual meeting	American Academy of Oral Medicine（AAOM）	1年
口腔种植学	European Association for Osseointegration annual scientific meeting	European Association for Osseointegration（EAO）	1年
口腔种植学	Academy of Osseointegration annual meeting	Academy of Osseointegration（AO）	1年
口腔材料学	Academy of Dental Materials annual meeting	Academy of Dental Materials（ADM）	1年

二、参加学术会议的意义

1. **了解领域内的最新学术观点及研究方向**　参加学术会议是一种非常高效的获取新信息的方式，几天的会议通常会涵盖上百个研究团队，几百篇甚至上千篇最新的、围绕某一主题的论文。短时间连续倾听若干学术报告，参与者可以获得大量重要研究信息，快速了解本领域及相近领域的学术前沿、行业动态，掌握同行研究者的研究方向、研究程度、研究意义及价值。

2. **为自己的研究课题寻找灵感**　学术会议通常会展示科技发展成果和学术研究动态。在听报告的过程中，可以学习新思想，开拓新思路，激发新灵感，进而丰富和发展目前进行的研究，优化个人的知识体系，提高自身的科研素养。

3. **认识研究领域中的顶尖研究者**　对于年轻学者来说，学术会议也是近距离接触、认识顶尖学者的好机会。在参会过程中，不仅可以听取这些研究者的研究报告，还可以向研究者请教、交流。这个过程往往能给年轻学者带来多方面的积极影响。无论是科研上的引领，还是精神上的激励，都比单纯听取知识本身具有更大的意义和更深远的影响。

4. **合作交流以及寻求工作机会**　学术会议为相同、相似研究领域的人提供了面对面认识及交流的平台与合作的机会。此外，在参加学术会议的过程中，与会者有机会从各个机构、院校、企业获得一些重要的行业招聘信息，寻求工作机会。

三、学术会议参会准备

参加学术会议一般需要提前准备，首先是有目的地在相关的会议网站上关注学术会议的信息，按会议要求进行投稿，在稿件被录用后进行注册缴费，获得大会邀请函，确认好会议流程和个人的会议报告形式（口头报告或壁报展示），按要求准备报告材料。如参加境外的国际会议，还需要同时提前准备签证以确保能够出境参会。

1. **寻找合适的会议**　在选择会议时，可以征询导师的意见，尽量选择与自己研究领域密切相关并且有机会展示个人学术成果的会议。在刚开始参加学术会议时，可以先选择一些本地的小型会议，以获得更多的发言机会，锻炼自己。逐步成熟后可尽量选择认可度更高、影响力更大的学术会议，不可因为举办地偏好，或者一时空闲而随意选择。

2. **投稿**　投稿时，在会议的官方网站找到征稿启事，按提示进行投稿，然后根据会议主题、分主题以及自己的研究内容撰写摘要。

3. **会议注册** 通过官方网站或其他方式,参考会议的注册流程,填写个人信息完成注册。通常会议注册需要缴纳参会费,注册后可以享受会员权利,如参加会议、论文被大会论文集收录等。一般会员费及注册费根据不同的注册缴费时间及人员类型设有不同档次,初次参会者应予以注意。

4. **基金支持** 通常科研基金主持人或参与人可通过项目基金支持参与学术交流会议。某些基金没有资助科研工作者出国参加会议的专项经费,想获得资助参加国际会议的费用支持,可以通过自行申请的方式,但通常对申请人有一定的条件要求。例如,2018 国际组织工程与再生医学学会全球会议(TERMIS-WC)的 Student/YI Travel Awards,该参会经费资助国际组织工程与再生医学学会(TERMIS)亚太分会发展中国家的学生和年轻科研工作者,金额为 300 美元,只有摘要被接收才能申请。申请者提交申请后,由该组织现任主席、新当选主席和科学委员会成员对申请人的相关背景及研究内容进行审查、评选,通过后才能得到相应的基金支持。

IADR、ICD 等会议也都对优秀的年轻研究者或发展中国家的研究者提供不同类型的资助。另外,许多高校、民间团体、企业也为学生或年轻学者参加国际会议发言提供资助。

5. **会前准备** 会议上的报告或者展示都代表了参会者课题组的水平,所以在参会前需提前准备好会议上要展示的报告或海报,并进行相应练习。参加学术会议是一个难得的学习机会,参会前可以提前阅读感兴趣的相关文献,准备好自己感兴趣的问题,向展示者进行提问,从而提高参会的学习效率,使自己收获更多。

6. **其他准备**

(1)熟悉和尊重会议举办国的法律法规、宗教习惯和语言习惯。

(2)护照及签证:出国参加学术会议需要办理护照与签证。一般在会议的主页上会有会议举办国大使馆的链接,大使馆官网一般会列明签证所需的各种书面材料,备齐材料后在大使馆注册并预约,然后到签证处提交材料即可。

(3)住宿和交通:一般学术会议会务方会提供住宿的选择,如果会务方不提供,则需自行在网站上预订酒店。参加会议前需要提前规划好路线,并预订好火车票或机票。

(4)名片及规范:参加学术会议一般需要准备好名片,方便与他人认识、交流及会后联系。名片正反面最好分别标注中英文基本信息,包括个人姓名、电话、邮箱、所在单位地址等,内容力求简洁明了。

四、高效听会

1. **选择感兴趣的研究方向** 听会时首选与自己研究课题相关或相近的方向。如果时间有限,可以选择与自己课题相关的报告,增加对研究课题的理解和前沿动态的掌握。例如,个人研究课题是牙髓干细胞相关的内容,可以选择牙髓干细胞方面的报告,了解同行如何获取及培养牙髓干细胞、牙髓干细胞在致病及治疗方面的研究、今后的研究方向或热点等。结合他人的研究和自己的课题,可以开拓研究思路,解决研究过程中的难点。如果时间充裕,还可旁听一些新颖或热门的交叉学科报告,将不同学科的前沿引入自己的研究课题,从而增强课题的特色、综合性和科学性。

2. **提前查阅会议流程做好听会攻略** 一般每个学术大会均有一份会议手册,上面会列出所有此次会议模块以及各个汇报的内容、时间和地点,参会者可根据自己感兴趣的研究话题,提前做好听会计划。

3. 提前查阅演讲人的研究成果 参加学术会议是一个很好的学习机会。建议提前查阅演讲人的研究成果,了解他们的研究领域、研究进展等,这样会得到更多的参会收获。对于主题演讲(keynote)或者大会特邀报告(plenary)的演讲者,可以结合自己的研究课题,在听演讲时重点关注如何突破自己遇到的技术难点。对于口头报告(oral)者,在听演讲时可以了解他们的研究重点及方向,丰富自己的科研知识。对于壁报展示(poster)者,可以有目的地寻找自己感兴趣或研究领域相近的学者,面对面地讨论一些研究方法上的细节。

4. 带着问题去听 建议听会的时候带着一些问题,包括同领域其他学者新关注的内容、新的研究方法,了解自己尚未阅读的重要文献,思考如何展示研究成果,如何更好地回答听者问题,以及如何应对意外和做好场面控制等。

五、学术壁报

学术壁报也称学术展板,是一种在国际会议期间进行学术交流的常用形式,也是国外大学和研究机构开展学术研究成果交流与展示的一种普遍方式。

学术壁报需要经过筹划、准备、设计、制作、打印等过程,根据交流场地和展示的要求进行设计和制作。学术壁报可以展示研究团队的学术研究成果,也可以展示作者个人的学术成果,但内容须符合学术会议主题(或学术内容范畴)的要求,与参会者的学术背景和研究领域相关。学术壁报应图文并茂,以规范的图表和简洁的语言概括学术研究成果的内容、结论和创新性。下面简要介绍如何制作学术壁报。

1. 内容 制作学术壁报的目的是形象地展示研究工作,因此学术壁报的内容十分重要,在制作时应确保展示的信息能正确反映展示者的工作质量(图7-1-1)。学术壁报的内容应呈现一个完整的故事,首先要有一个清晰的描述性标题,然后分别介绍研究项目的主要目标或研究问题,为了回答研究问题所做的工作及主要研究方法,研究的主要结果及结果的重要性。学术壁报的内容应简明扼要、重点突出、条理清晰、信息明确。

2. 框架与排版 学术壁报的基本框架包括标题、作者及其单位名称、摘要、前言、材料与方法、结果、结论、参考文献、致谢和其他信息。根据不同的表格和图片,学术壁报的排版形式多种多样,具体的排版及大小需要根据会议的要求进行调整。

六、汇报学术成果

1. 汇报的内容 从内容结构上看,好的学术成果展示包括研究的科学问题、研究意义、研究基础、研究假设、数据收集与方法、结果分析、不足、结论和致谢。汇报内容和结构类似于一篇学术论文。展示的目的就是把论文最重要的部分呈现给听众。

2. 演讲技巧 演讲时一般需要向听众呈现一项工作的完整缩影,所以要注意提取重要信息,忽略不重要的细节。在演讲前应反复练习,在做学术报告时表述应尽量精准、专业、到位。针对不同的听众,使用不同的演讲方式。对于同领域的专业人士,应选择专业词汇进行演讲。对于不了解该研究领域的听众,应尽量少用专业词汇,而用浅显易懂的方式进行演讲。另外,还必须非常注意时间控制,在规定的时间内完成演讲内容,以免影响演讲效果。

3. 回答问题 学术会议上参会者提问的目的往往有以下几种:①提问者对该研究感兴趣,想要进行更细致的了解;②提问者对研究方法不是很认同或存在一些质疑,想进一步了

Nutrient element-based bioceramic coating with high bonding strength and beneficial osteoimmunomodulatory properties

Zetao Chen[1,2], Chengtie Wu[2,3], Deliang Yi[2], Jiang Chang[2,3], Yin Xiao[1,2]*

* Corresponding author, yin.xiao@qut.edu.au
1. Institute of Health and Biomedical Innovation, Queensland University of Technology
2. Australia-China Centre for Tissue Engineering and Regenerative Medicine
3. Shanghai Institute of Ceramics, Chinese Academy of Sciences

INTRODUCTION

A paradigm shift has taken place in which bone implant materials have gone from being relatively inert to having osteoimmunomodulatory properties, emphasizing the importance of immune response when these materials interact with the host tissues [1]. It has therefore, become important to endow the implant materials with osteoimmunomodulatory properties favouring osteogenesis and osseointegration. Strontium, magnesium and silicon are bioactive elements that have important roles in bone metabolism and that also elicit significant immune responses [2-4].

The aim of this study is to prepare Sr, Mg and Si-containing bioactive $Sr_xMgSi_yO_z$ (SMS) ceramic coatings and evaluate its bonding strength and osteoimmunomodulatory properties on inflammation, osteoclatogenesis and osteogenesis.

METHOLOGY

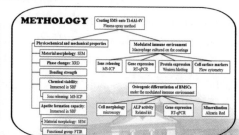

RESULTS

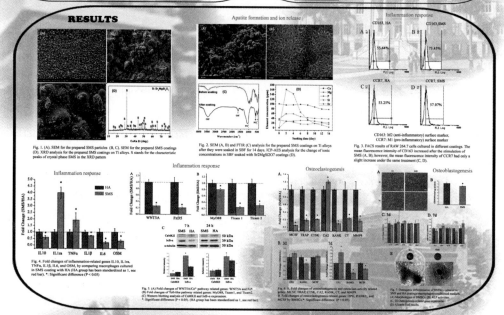

Fig. 1. (A). SEM for the prepared SMS particles (B, C). SEM for the prepared SMS coatings (D). XRD analysis for the prepared SMS coatings on Ti alloys. S stands for the characteristic peaks of crystal phase SMS in the XRD pattern

Fig. 2. SEM (A, B) and FTIR (C) analysis for the prepared SMS coatings on Ti alloys after they were soaked in SBF for 14 days. ICP-AES analysis for the change of ionic concentrations in SBF soaked with Sr2MgSi2O7 coatings (D).

Fig. 3. FACS results of RAW 264.7 cells cultured in different coatings. The mean fluorescence intensity of CD163 increased after the stimulation of SMS (A, B); however, the mean fluorescence intensity of CCR7 had only a slight increase under the same treatment (C, D).

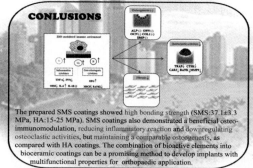

Fig. 4. Fold changes of inflammation-related genes IL10, IL1rn, TNFα, IL1β, IL6, and OSM, by comparing macrophages cultured in SMS coating with HA (HA group has been standardized as 1, see red bar). *: Significant difference (P < 0.05)

Fig. 5. (A) Fold changes of WNT5A/Ca² pathway related genes WNT5A and FzD5 (B) Fold changes of Toll-like pathway related genes: MyD88, Ticam1, and Ticam2. (C) Western blotting analysis of CaMKII and IκB-α expression. *: Significant difference (P < 0.05). (HA group has been standardized as 1, see red bar)

Fig. 6. A. Fold changes of osteoclastogenesis and osteoclast-activity related genes: MCSF, TRAP, CTSK, CA2, RANK, CT, and MMP9. B. Fold changes of osteoclastogenesis-related genes: OPG, RANKL, and MCSF by BMSCs.*: Significant difference (P < 0.05).

Fig. 7. Osteogenic differentiation of BMSCs cultured in SMS and HA-coating/macrophage-conditioned medium. A. Morphologies of BMSCs (B) ALP activities. (C) Osteogenesis related gene expression (E) Alizarin Red results.

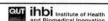

CONLUSIONS

The prepared SMS coatings showed high bonding strength (SMS:37.1±3.3 MPa, HA:15-25 MPa). SMS coatings also demonstrated a beneficial osteo-immunomodulation, reducing inflammatory reaction and downregulating osteoclastic activities, but maintaining a comparable osteogenesis, as compared with HA coatings. The combination of bioactive elements into bioceramic coatings can be a promising method to develop implants with multifunctional properties for orthopaedic application.

ACKNOWLEDGEMENTS

Funding for this study was provided by NHMRC (APP1032738), and ARC (DP120103697), the Recruitment Program of Global Young Talent, China (C.W.), Shanghai Pujiang Talent Program (12PJ1409500), Natural Science Foundation of China (grant nos. 31370963, 81201202, and 81190132), Innovative Project of SIC, CAS.

REFERENCES

[1] Zetao C, etc. Biomaterials, 2014, 35(30):8553-65.
[2] Romer, P, etc.Ann. Anat. 2012, 194, 208−211.
[3] Sugimoto, J, J. Immunol. 2012, 188, 6338−6346.
[4] Xynos, I. D., Biochem. Biophys. Res. Commun. 2000, 276, 461−465.

ihbi Institute of Health and Biomedical Innovation

图 7-1-1 编者在 Australasian Society for Biomaterials and Tissue Engineering(ASBTE)的壁报展示

解选择该方法的原因；③提问者有更好的想法，想对该研究提出一些改进的建议；④提问者想通过提问显示自己的独到见解等。因此，汇报者在会前需对自己的汇报内容及相关背景知识、文献进行充分的准备。无论面对什么样的提问，汇报者都应该从容、礼貌地作答，做到随机应变。

第二节　留学及访学交流

一、留学

本节主要介绍申请留学的相关流程及一些具有代表性的奖学金。

（一）留学申请流程

1. 语言　出国留学需要有良好的语言基础。一般情况下，大学生要先通过雅思考试（international English language testing system，IELTS）或托福考试（test of English as a foreign language，TOFEL）后才能出国。赴美留学的理工科类研究生需要根据学校和专业的不同要求，在通过雅思或托福考试的基础上，再参加美国研究生入学考试（graduate record examination，GRE），而商科类研究生一般需要通过研究生管理科入学考试（graduate management admission test，GMAT）。

IELTS 是由剑桥大学考试委员会外语考试部、英国文化协会及澳大利亚教育国际开发署共同管理，是一种针对英语能力，为打算到使用英语的国家学习、工作或定居的人设置的英语水平考试。雅思考试分为两类：①学术类，适用于出国留学申请本科、研究生及以上学位，或获得专业资质；②培训类，适用于使用英语国家的移民申请（如澳大利亚、加拿大、新西兰及英国）或申请培训及非学历类课程。雅思考试分听、说、读、写四个单项，每个项目单独计分，最高 9 分，最低 0 分。总分即四个单项所得分数的总和经过平均后，取最接近的整分或半分。

TOFEL 是由美国教育测验服务社（Educational Testing Service，ETS）举办的英语能力考试。TOEFL 衡量英语非母语使用者的英语使用和理解能力，如同英语在大学课堂中读、写、听、说一样，考核其在学术环境中的英语运用和有效沟通能力，确保其能顺利完成学习和深造。TOFEL 的顺序为阅读、听力、口语、写作，时长约 4 个小时，在一天内完成。TOFEL 各单项为 30 分，总分为 120 分。

GRE 也是由 ETS 主办，适用于除法律与商科类专业外的其他专业。世界各地大学的研究生院（除管理类学院、法学院）要求申请者必须有 GRE 考试成绩，这也是教授决定是否为申请者授予奖学金的重要依据。GRE 分两种，一种是一般能力或称倾向性测验（General Test 或 Aptitude Test），测试内容包括文字推理、数字推理、逻辑思维及分析性写作的能力，旨在考查考生是否有能力在研究生院继续深造；另一种是专业测验或称高级测验（Subject Test 或 Advanced Test），目的是测量考生在某一学科领域或专业领域内获得的知识、技能以及能力水平的高低，从而帮助院校更好地了解申请人在某一学科领域的能力情况。

以上介绍了三种不同的考试，但并不需要申请留学者参加所有考试，只要根据留学的专业要求以及留学的地点选择所需考试即可。例如，美国主要认可 GRE 成绩，不同的学校对 TOEFL 成绩要求不同。加拿大认可 TOEFL、IELST 成绩。澳大利亚的多数学校认可 IELST、TOEFL 成绩。具体的要求、分数线可查询各学校研究生院的官网。另外，留学美国，如果只是想进行基础研究，一般只需进行公共的 GRE、TOEFL 的考试；如果想申请就读口腔临床医学专业，则另需参加临床医学专业入学考试如 NBDE（national board dental examination）、DAT（dental admission test）等。通过者将收到面试邀请函，面试内容包括笔试和操作考试。同时，美国牙医学院很注重推荐信、社区服务（community service）以及口腔科诊所相关见习（shadowing）的经历。当然，每个学校的要求略有不同，申请时应详细查阅学校招生的要求。

2. **学校和导师的选择**　在选择学校时，应先了解清楚这所学校是否被国家承认，以及其招生条件、专业情况和入学条件。一般可以通过学校的网站了解，也可以通过一些专门的论坛了解，或在留学展会上跟校方进行面对面接触，进行更直接和详细的了解。比如想要申请多伦多大学牙医学院的博士研究生，一般可以先通过学校网站上的申请指南了解博士生招生条件、相关专业情况以及入学条件。大致了解招生条件后，可以进入想要申请的专业的网站，了解师资情况，查看感兴趣的研究方向对应的老师及其发表的文章，从而确定想要申请的老师。

在选择导师和实验室时，应该先明确个人想要研究的方向，然后根据方向有目的地去寻找。联系导师一般可以通过三个途径：一是通过学校官网的招聘信息；二是直接在学校或者通过已发表文章通讯作者的联系方式联系老师，询问是否有招生计划；三是通过国内导师或其他老师介绍。

3. **自荐信**　自荐信是联系导师的第一步，自荐信适用于非统一性网络申请的学校和研究机构。自荐之前，一定要了解对方的研究背景以及最近正在进行的科学研究。比较实用的办法是看导师近年发表的各类学术文章或专著，从而了解其研究方向。一般导师感兴趣的是申请者在导师从事研究领域内所具有的潜力，所以应认真研读导师的研究背景，有针对性地投递自荐信，给对方留下较好的印象。在写自荐信时，不要完全抄袭模板，不要泛泛而谈，缺少能力佐证，也不要过分强调自身取得的成绩。在给导师发送自荐信时要注意邮件标题最好有一定的学术关联性，这样才能吸引导师的目光。同时，应注意第一封自荐信不要太长，讲明重点即可，以后保持定期的联系，并不时向导师汇报自己最近在做的实验或最新发表的论文。以下是一份自荐信的模板供参考：

Dear Prof.XX,

I am a candidate for master degree of dentistry, P.R.China. With tremendous interest in your research field and eager to have further improvement, I am writing to apply for your Ph.D. graduate program.

Bilanguage teaching model is one of the most important features of our teaching system, which helps us involve in the full English teaching model easily. In addition, I have done the IELST and the overall band is 7.0, which meets the requirement of XX university. Therefore, I am of great confidence that the new full English teaching model in XX will not be a barrier.

My major is dentistry. During the undergraduate and master study, I have obtained necessary medical and dental knowledge and been well-trained in dental clinics. I believe this background is of great significance for the future dental research. I have also participated in several dental research projects. These researches involve in microbiology, in vivo zoology, in vitro cytobiology and some physicochemical studies. The research contents are various, including rare sugar, SHEDs, FHA, ect. Thanks to these experiences, I obtained basic research skills, and understood how to design and carry out related studies to testify a search hypothesis. With the research outcomes, I have succeeded in publishing SCI paper in XX journal.

As summary, I find myself standing on a solid basis of both theory and experience, which has well prepared me for the Ph.D. program. My future research interest lies in dental tissue engineering, especially in stem cell and scaffold. I would greatly appreciate it if you would grant me an opportunity for the application.

Yours sincerely,

XX

4. **申请** 准备申请材料,开始申请。具体所需材料可登录学校的网站查询,一般包括毕业证书及其公证(已毕业)或在读证明公证(未毕业)、成绩单公证、学位证书公证、英文简历、教授推荐信、校方申请表格、语言成绩单复印件等。

5. **办理公证** 出国留学公证的目的是使本国境内具有法律效力的文件在境外同样具有法律效力,得到国际认可。出国留学公证的项目有学历学位公证、成绩公证、出生证明、未受刑公证、工作经历公证、亲属关系公证、经济担保公证等。具体需要的办理项目视该国的留学政策而定。

6. **申请签证** 办理好护照之后,可持录取通知书向拟留学国家驻华使(领)馆申请入境签证。

7. **学费** 自费出国的学生,一般需要提前向学校交学费。汇款前一定要落实国际汇款账户的真实性。

(二)奖学金申请

奖学金是对表现优异学生的奖励,同时也可以减轻家庭负担。以下介绍一些出国留学奖学金申请的情况。

1. **奖学金** 奖学金包括国内外政府、企业、学校、导师提供的奖学金。每个国家奖学金设置各有不同,下面主要介绍中国、美国、英国、德国、澳大利亚、日本、新加坡的奖学金。各国主要奖学金种类见表7-2-1。

表 7-2-1 各国主要奖学金种类

国家	奖学金种类
中国	中国政府奖学金、地方奖学金
美国	服务性奖学金(助教金、助研金)、非服务性奖学金(学院助学金、奖学金、学费全免等)
英国	英国志奋领奖学金、英国大学奖学金
德国	DDAD 短期研究奖学金、CAS-DADD 联合奖学金、CSC-DDAD 博士后奖学金
澳大利亚	政府奖学金(澳大利亚发展奖学金、澳大利亚国际研究生研究奖学金)、院校奖学金、专业类奖学金、奋进奖学金
日本	日本政府奖学金、日本国际教育协会奖学金、地方政府及国际交流团奖学金、学校奖学金
新加坡	新加坡企业奖学金、新加坡政府奖学金

(1)中国:为促进中国和世界各国在各领域的相互了解、合作与交流,中国国家政府设立了一系列奖学金项目,以资助中国学生、学者赴外进行学习交流以及国际学生、教师与学者到中国学习和交流。其主要由国家留学基金管理委员会(CSC)具体负责管理。其资助类

型包括：①国家优秀自费留学生奖学金，一般为定额奖励资助，奖励对象为一年级以上（不含一年级）、报名时年龄40周岁及40周岁以下品学兼优的自费在读博士生，具体资助对象、资助方式、资助标准等以CSC网页及录取文件为准。②公派留学，选派类别及留学期限分别为高级研究学者3～6个月；访问学者3～12个月；博士后6～24个月；赴国外攻读博士学位研究生一般为36～48个月，具体以留学国及其院校学制、录取通知书或邀请信为准；联合培养博士生6～24个月。资助内容一般为一次往返国际旅费和资助期限内的奖学金，部分人员可提供学费资助。具体资助方式、资助标准等以录取文件为准。中国政府奖学金的申请遵循公开、公平、公正的原则，采取个人申请、单位推荐、专家评审、择优录取的方式进行。更多详细信息可在CSC的官方网站查询。

我国除了CSC提供的奖学金外，还有一些地方政府提供的奖学金，比如广州市"菁英"计划是由广州地方政府设立并资助，面向广州经济、社会发展的重点领域，选派一批优秀青年人才到国际知名高校的相关专业，师从一流导师攻读博士学位或进行博士联合培养。

（2）美国：美国奖学金有服务性奖学金（service scholarship）和非服务性奖学金（non-service scholarship）。服务性奖学金一般是指助教金（teaching assistantship，TA）和助研金（research assistantship，RA），这类奖学金一般颁发给硕士生和博士生，获得此类资助者每周担任一定的辅助教学或研究工作。非服务性奖学金包括学院助学金（fellowship）、奖学金（scholarship）、学费全免（tuition waiver）以及其他一些学院定的奖励。其中，学院助学金是一种金额最高、竞争最激烈的非服务性奖学金。奖学金一般颁发给成绩优异的学生，奖学金的具体金额根据学院的规定而有所不同。

（3）英国：英国奖学金有很多，此处简要介绍英国志奋领奖学金和英国大学奖学金两种奖学金。英国志奋领奖学金是英国政府最具代表性的旗舰奖学金项目，主要资助各界精英赴英攻读为期一年的硕士课程。英国大学奖学金是由各个英国大学提供的奖学金或由导师所在的研究机构提供全额奖学金，一般为免学费和生活费。具体的条件及申请方式可在学校官网查询。

（4）德国：德国奖学金种类很多，针对不同对象（硕士生、博士生和博士后、专家和学者）以及特殊项目有不同的奖学金。此处以博士和博士后为例，简要介绍三种奖学金。德意志学术交流中心（Deutscher Akademischer Austauschdienst，DDAD）短期研究奖学金为国内的博士生或博士后提供在德国高校或科研机构进行与其研究方向有关的短期学习或研究的资助。申请时，申请人须已获得德国教授的正式邀请函且需提供一份完整而高质量的博士研究计划，其资助期限为1～6个月，不可延长。另外，中国科学院（Chinese Academy of Sciences，CAS）和DAAD联合建立了CAS-DAAD联合奖学金，为来自中国科学院大学及其下属研究所的在读博士生提供在德国开展12～22个月研究访学的资助。中德（CSC-DAAD）博士后奖学金项目为来自国内高校，特别是来自"985""211"高校或中国科学院以及中国社会科学院的优秀博士毕业生提供在德国高校或科研机构进行博士后研究的资助。

（5）澳大利亚：澳大利亚留学的奖学金种类很多，可以分成政府奖学金、院校奖学金、专业类奖学金和奋进奖学金。澳大利亚政府奖学金主要包括澳大利亚发展奖学金（Australian development scholarship，ADS）和澳大利亚国际研究生研究奖学金（international postgraduate research scholarship，IPRS）。ADS主要针对中国国家公务人员。IPRS主要资助进行课题研究的国际硕士或博士研究生。除了政府奖学金，很多澳大利亚院校也为国际学生设立了各种院校奖学金。专业类奖学金是为一些专业特设的奖学金，奖学金金额高，名额少，涵盖了很多澳洲留学热门专业,比如工商管理硕士(Master of Business Administration,MBA)等。奋进奖学金由澳大利亚政府提供,旨在为优秀留学人员提供赴澳学习深造的机会。

(6)日本:日本奖学金可分为日本政府奖学金、日本国际教育协会奖学金、地方政府及国际交流团体奖学金、学校奖学金。日本政府奖学金主要包括文部科学省奖学金(可通过日本驻外使馆申请或通过日本的大学申请)和留学生学习奖励费(一般通过在籍的学校进行申请)。日本国际教育协会奖学金是民间企业和个人通过日本教育振兴协会为留学生发放的奖学金。日本的许多大学都有各自的奖学金制度,能够资助在读留学生,具体可参考《自费外国留学生的大学入学介绍》(由财团法人日本国际教育协会编辑,大学通信发行)。此外,日本国际教育协会还针对私立大学的留学生实施学费减免制度。

(7)新加坡:新加坡大学的奖学金主要有新加坡企业奖学金和新加坡政府奖学金两种。新加坡企业奖学金是新加坡教育部提供给国内合作学校学生的全额奖学金。名额由合作学校推荐产生,每年有推荐资格的学校也不尽相同,受资助学生能获得包括学费、生活费、路费在内的全部费用。新加坡政府奖学金是新加坡政府为留学生提供的部分免费奖学金。此外,大学还有各种奖学金。

总之,各个国家和地区均有不同类型的奖学金,有意愿出国留学者应根据自己的实际情况留意相关信息,有针对地进行申请。

2. **申请条件** 申请奖学金需要提供申请人平时的学习成绩。一般申请奖学金会考察申请人的平均成绩点数(GPA)和成绩排名。很多学校在全额奖学金申请条件中规定了最低的 GPA 分数要求,所以要想申请到奖学金一般需要有较高的 GPA。除了 GPA,成绩排名也很重要。成绩只是一个相对的标准,并不能十分客观地说明学生的学习成绩。因此,在招生和评定奖学金时,学校会更加重视考试名次。在申请奖学金时,语言成绩也很重要,比如 TOEFL、GRE、GMAT 等标准化考试的成绩。一般申请奖学金的语言成绩要求比申请入学的要求高。除了成绩以外,工作经验和科学研究经历也十分重要。部分专业比较看重个人经历,申请者个人丰富的经历会对申请奖学金有很大帮助。

对于一些有特殊专长的同学,如篮球、游泳、棒球、橄榄球或艺术体操等,美国大学会考虑加分,尤其是获得过全省或全国性比赛名次以及有高水平艺术专长者。申请者获得的比赛荣誉和奖励,可以放入申请材料中提交给学校。

3. **申请流程** 一般学校的网页上会有奖学金的介绍和奖学金的申请流程指引,申请者按照网页上的指引进行申请即可。对于在网页上没有奖学金介绍和申请指引的学校,可以写信向学校咨询是否提供国际学生奖学金及其申请资格和要求。

在了解了奖学金申请相关流程之后,要着手准备奖学金申请材料,并将材料寄给校方,学校通常在收到材料后的两三个星期甚至更短的时间进行评定。如果不是全额资助,学校也会同时让申请者另外寻找经济来源以补足全部费用。申请者应立即回复并寻求学校的帮助,以获得其他资助来源。否则需考虑自筹经费或申请其他提供奖学金的学校。

4. **注意事项** 申请者将申请材料寄出后需与学校保持联系,并确保申请材料齐全。如果寄出的材料不符合对方要求,校方会来信要求更正或补充,此时申请者应尽快按照要求更正或补充。

二、访学交流

访学交流一般是指国内学者从事科学研究,具备一定的学术背景或者从事某种工作,具有一定的工作背景之后,前往国外大学进行相关专业领域的短期学习和进修。通过访学交流,可以获取新知识,拓展新视野,从而在相关学术领域或职业发展领域取得新突破。访学交流包括本科生国际交流、硕博期间的联合培养和访问学者交流等。

(一)本科生国际交流

为推动与世界知名单位的合作,促进多元文化交流,培养学生国际视野,许多国内高水平大学均会与合作院校设立并实施优秀本科生国际交流项目和相应制度的管理办法。

本科生进行国际交流的申请一般包括以下流程:

1. **报名申请** 学生报名并提交申请材料。

2. **学院初审** 学院在执行初审工作时,重点考查学生的专业成绩、综合素质、发展潜力、出国留学预期目标及计划、参加社会实践和公益活动情况等。

3. **学院提交推荐名单** 学院在规定时间内向国际合作交流处提交推荐人选汇总表和学生个人申请材料。

4. **学校评审公示** 学校组织相关专家进行评审,确定名单并公示。

5. **计划制订及签证办理** 受资助学生需制订访学学习(实习)计划,上报所在学院审核,并报教务处备案。学校国际合作交流处负责与国外大学联系,协助学生获取入学通知书。需要注意的是,学生需自行承担办理过程中产生的相关费用,自行完成签证申请手续。学生凭境外学校出具的入学通知书、经学院审定的访学学习(实习)计划等材料向教务处提出奖学金申请。

6. **执行交流任务** 本科生至交流院校进行交流学习并完成相关任务。

(二)硕博期间的联合培养

硕博期间的联合培养是指学生在硕士或博士在读期间由中国和国外的高校导师联合进行培养,符合毕业条件后授予中方或中外双方的学位。这种培养方式使合作双方国家的教学机制和资源优势相互结合,相互推动,可以充分发挥两个院校的优势,取长补短。本科学生如有意愿,也应尽早规划硕博期间联合培养计划。

研究生出国交流的申请一般包括以下流程:

1. **报名申请** 申请前需与导师协商且取得导师同意,并确认个人符合申请资格,然后联系国外学校,进行报名申请并提交相关材料。

2. **审核** 学院及研究生院/教务处进行审核、推荐。

3. **确定名单** 学院及研究生院/教务处将推荐名单交由项目主管单位评审、确定推荐人员名单并公示。

4. **登录网站申请** 被推荐人登录国家留学基金管理委员会网站进行申请。

5. **发放录取材料** 国家留学基金管理委员会确定录取人员后,发放录取材料,被录取人员办理派出手续。

6. **执行交流任务** 研究生至交流院校进行交流学习并完成相关任务。

7. **完成任务回国报到** 学生完成留学任务后,回国(学院、国际合作与交流处)报到。

若为研究生申请自费出国交流,在获得导师及学校同意后,取得目标院校录取通知书后即可按照一般留学申请流程办理。

(三)访问学者交流

访问学者(visiting scholar)是指以进修和研究为目标的留学人员,包括博士后及高级研究人员。公派出国进修人员或访问学者,原则上在国外期间不得攻读学位,但如在规定进修期内已完成出国前确定的进修或研究课题计划,国外的导师和学校愿意授予学位则可攻读。

访问学者一般可申请 CSC 和各省市或各自院校的资助,部分也可使用自己的科研基金或自费访学,访学时间根据具体情况由几个月至数年不等。在访学期间可与国外导师合作进行项目研究,也可以就自己感兴趣的内容进行学习、研修。申请时,一般需提前联系国外相关领域的院系和导师,发送自己的简历及研究计划,经对方同意,获得接收函后开始申请国内的项目资助及办理相应的出国审批申请手续。

（王 焱）

参 考 文 献

1. Walrald. 你不知道的美国留学. 北京:清华大学出版社,2015.

2. 张浩川. 日本留学指南. 上海:复旦大学出版社,2012.

3. 张俏. 论学术报告会对人才培养的作用. 科技·人才·市场,2002(5):42-44.

4. 塞丽斯·埃文斯. 留学英国全指南. 牟雪姣,译. 北京:电子工业出版社,2014.

5. 王辉耀,苗绿. 中国留学发展报告(2017)No.6. 北京:社会科学文献出版社,2017.

6. 《出国留学指南》编写组. 出国留学指南(2010年修订版). 北京:经济科学出版社,2010.

7. 苗丹国. 出国留学工作手册(2001年版). 北京:北京语言大学出版社,2001.

8. 苗丹国. 出国留学六十年——当代中国的出国留学政策与引导在外留学人员回国政策的形成、变革与发展. 北京:中央文献出版社,2010.

9. 郑黎光. 出国留学申请技巧. 北京:知识产权出版社,2012.

10. 李继源. 新编留学德国全攻略. 上海:同济大学出版社,2013.

第八章　成果的保护、转化与科技成果奖励申报

　　科技成果是指由法定机关（一般指科技行政部门）认可，在一定范围内经实践证明先进、成熟、适用，能取得良好经济、社会或生态环境效益的科学技术成果，其内涵与知识产权和专有技术基本一致，是无形资产中不可缺少的重要组成部分。成果创造者可依法对成果实施保护，也可以奖励的形式获得社会认同。本章就科技成果的保护、转化与科技成果奖励申报等内容进行阐述。

第一节　知识产权的申请与转让

一、科技成果保护的必要性

　　科技成果是科研工作者参与研究课题过程中，与研究团队共同进行一系列实验观察、调查研究、综合分析等脑力、体力劳动，最终取得的具有学术意义或实用价值的创造性知识产品。及时全面地保护发明成果，既能调动科技工作者的创造主动性，防止研究成果流失，同时这又是成果转化的前提和基础，有利于科技进步和经济发展。

　　保护科技成果的常见法律表现形式有专利（patent）和著作权（copyright），两者均属知识产权（intellectual property）范畴，但在保护对象、保护条件、产生程序和适用领域方面存在区别。我国的知识产权事务遵循《中华人民共和国专利法》《中华人民共和国专利法实施细则》和《中华人民共和国著作权法实施条例》等法律法规，由国家知识产权局统一管理。同时，我国是国际专利合作联盟的缔约国，遵守《专利合作条约》的相关规定。相关的法律法规可登录国家知识产权局官方网站查阅。

二、专利基础知识

（一）专利

　　1. 专利的定义　专利是指国家专利主管机关授予的专利权、取得专利权的发明创造及国家颁发的授予专利权的专利证书，也特指专利权。

　　2. 专利的分类　包括发明专利、实用新型专利和外观设计专利三类。

　　（1）发明专利：发明是指对产品、方法或其改进所提出的新的技术方案。在知识产权领域，发明有其规定的保护对象或者说保护客体，是《中华人民共和国专利法》所保护的发明创造的一种专利类型。发明专利可以是一项解决技术问题的方案或是一种构思。在口腔医学领域，大部分的发明专利来源于科学实验，在科学研究中为达到某一目的对原有方案进

行优化。在科学研究中,要提高知识产权意识,应及时有效地对知识产权进行保护。在论文发表之前应及时对发明创造进行专利申请。发明专利的期限是20年。

(2)实用新型专利:实用新型是指对产品的形状、构造或者其结合所提出的适于实用的新的技术方案。实用新型只保护有一定形状或结构的新产品,不保护方法以及没有固定形状的物质,如气体、液态产品、粉末状、颗粒状、微观的形状等。产品必须具有实用性,能够在产业上利用。实用新型专利和发明专利的区别在于实用新型专利大部分是具有一定形状的产品,创造性不高,但是实用性强,一般将其称为小发明、小创造。在口腔医学领域,实用新型专利比较常见且易授权,在临床中为改善工作便利性或安全性对设备的改进。实用新型专利的期限是10年。

授予专利权的发明和实用新型应当具备新颖性、创造性和实用性。新颖性是指该发明或者实用新型不属于现有技术,也没有任何单位或者个人就同样的发明或者实用新型在申请日以前向国务院专利行政部门提出过申请,并记载在申请日以后公布的专利申请文件或者公告的专利文件中。创造性是指与现有技术相比,该发明具有突出的实质性特点和显著的进步,该实用新型具有实质性特点和进步。实用性是指该发明或者实用新型能够制造或者使用,并且能够产生积极效果。这里的现有技术是指申请日以前在国内外为公众所知的技术。

(3)外观设计专利:外观设计是指产品的形状、图案或者其结合以及色彩与形状、图案的结合所做出的富有美感并适于工业应用的新设计。外观设计必须以产品为依托,是产品的装饰性或艺术性外表设计,这种设计可以是平面图案,也可以是立体造型,更常见的是这二者的结合。负载外观设计的产品必须能够在工业上应用,单纯的图案、绘画、工艺品、手工艺品等不能申请。外观设计专利与实用新型专利发区别在于外观设计专利注重产品的外观设计,技术创新性较低。比如:为了使儿童对电动牙刷接受度更高,厂家对电动牙刷的外观图案进行设计,添加儿童喜欢的卡通形象,就可以申请外观设计专利,保护产品的外观权力。外观设计专利的期限是10年。

授予专利权的外观设计,应当不属于现有设计,也没有任何单位或者个人就同样的外观设计在申请日以前向国务院专利行政部门提出过申请,并记载在申请日以后公告的专利文件中。授予专利权的外观设计与现有设计或者现有设计特征的组合相比,应当具有明显区别。授予专利权的外观设计不得与他人在申请日以前已经取得的合法权利冲突。

(二)专利权

1.**专利权的定义**　指专利权人对发明创造享有的专利权,即国家依法在一定时期内授予发明创造者或者其权利继受者独占使用其发明创造的权利。专利权是一种专有权,这种权利具有独占的排他性。非专利权人要想使用他人的专利技术,必须依法征得专利权人的授权或许可。

2.**专利权的归属**　在本科与研究生阶段,学生参与的科学研究工作大多是导师主持的研究项目,研究产生的科技成果是利用导师所属单位的物质技术条件所完成的发明创造,属于职务发明创造。导师在概念构思、研究设计、数据获取、数据分析、手稿修改等过程中做出了主要贡献,是成果的主要完成人。在研究中做出重要贡献的学生,导师不能剥夺其署名权。因此,在申请专利时,导师和学生都可列为发明人,但申请专利的权利属于导师所在单位,申请被批准后,该单位为专利权人。

三、专利申请

（一）专利申请前的注意事项

1. **专利申请的时机**　法律规定专利权有先申请原则，即两个以上的申请人分别就同样的发明创造申请专利的，专利权授予最先申请的人。因此，专利申请宜早不宜迟。

2. 专利保护期限的起始时间从申请日开始计算，申请日是按照国务院专利行政部门收到专利申请文件之日确定的，如果申请文件是邮寄的，以寄出的邮戳日为申请日。

3. **专利申请的种类限制**　同一申请人同日（指申请日）对同样的发明创造既申请实用新型专利又申请发明专利，应当在申请时分别说明对同样的发明创造已申请了另一个专利。若未作说明，依照《中华人民共和国专利法》第九条第一款关于同样的发明创造只能授予一项专利权的规定处理。

一个专利申请包括两项以上发明、实用新型或者外观设计的，申请人可以在规定的期限届满前向国务院专利行政部门提出分案申请。但是，专利申请已经被驳回、撤回或者视为撤回的，不能提出分案申请。

4. **不能申请专利的内容**　不能申请专利的内容包括：违反法律、社会公德或者妨害公共利益的发明创造，自然界中存在的物质、现象、变化过程及其特征和规律的揭示，疾病的诊断和治疗方法，动植物品种，原子核变换方法和用该方法获得的物质，对平面印刷品起标识作用的设计。

5. **专利申请与论文发表**　科学研究的结果一旦以论文形式在杂志公开发表，该内容则不能用于申请专利，而申请专利并不影响申请后论文的发表。因此，对于既要申请专利又要发表论文的研究成果，应确保申请专利在先，发表论文在后。同时，在发表论文时，要注意保护好技术秘密，避免论文主题与专利主题重合，并回避专利将要保护的结构、过程和方法等方面的具体内容。学生在发表或使用研究数据前应与导师充分沟通，不可将研究成果擅自发表或作为他用。

（二）专利申请流程和材料准备

1. **主要流程**　主要流程包括专利申请、受理、初审、公布、授权等阶段。发明专利在授权之前还有实质审查请求、实质审查的程序。依据专利法，国家知识产权局受理专利申请，并按照法定程序对专利申请进行分类和审查，对于符合专利法规定的专利申请授予专利权，反之则予以驳回。专利审查需要一定的程序和时间，一般需要 2～3 年，尤其是发明专利的申请，审查时间通常更长，需进行严格的专利检索和实质审查。因此，对于急于进行获得研究成果的专利保护和转化，需注意审查时间和流程的影响。

2. **需要提交的材料**　需要提交的材料包括专利请求书、权利要求书、说明书摘要、说明书摘要附图、说明书、说明书附图等。不同类别的专利有不同的具体要求，可查阅《中华人民共和国专利法实施细则》。

（三）委托专利申请

在对申请流程不熟悉，材料准备经验不足的情况下，专利申请可以由专业的专利代理公司代办。申请人需向其提供技术交底书以解释专利技术，由专利代理机构根据技术交底书准备符合专利局规格要求的专利申请文件。

1. **技术交底书的作用**　技术交底书的作用是辅助专利代理人正确理拟申请发明的重要文件。技术交底书通常包括背景技术、解决的技术问题、技术方案以及对达到的技术效果的分析。

2. 技术交底书的基本结构

（1）发明基本信息：发明基本信息包括发明名称、所属技术领域、申请专利类型、发明人姓名、联系人信息等。

（2）背景技术介绍：背景技术介绍应指出现有技术方案中存在的不足及与本发明技术方案最接近的现有技术方法。可通过检索国内外现有相关技术，就现有技术的目的、技术措施（或构成）和效果三方面进行叙述，并客观描述其技术效果的优缺点。引用的技术资料如果是专利文献，要写清国别和专利号；如果是书籍，则要写明书名、作者、出版者、版次和页码；如果是期刊，应说明期刊名称、卷号、期号和页码。

（3）发明创造内容：对本发明技术方案的详细阐述是交底书的重点，应力求清楚、完整，详细说明所采用的总体技术方案和不同于现有技术的各个方面，包括发明所要解决的技术问题、所采用的技术方案以及产生的技术效果等。申请人不应对代理人保密。依据《专利法》相关规定，对于产品发明，要指出产品的组成或结构、各零件的位置、零件间的相互关系、原料、规格、参数、原理和用途等。对于方法发明，要指出工艺流程、步骤、原料组成和配方、工艺参数、产品标准、检测方法和实验结果等。代理人会为申请人保密，并同申请人（或发明人）商讨如何保留某些技术秘密。

（4）发明创造的效果评价：这是发明专利或者实用新型专利的创造性的重要体现。主要写明发明创造与现有技术相比的优势，即应用本发明创造所能产生的积极效果，例如产量、质量、精度和效率的提高，能耗、原料、工序的节省，加工、操控、使用的简便，环境污染的治理或控制等。这些比较要以发明技术内容作为根据，避免使用广告性语言。

（5）附图：附图是使代理人理解一件产品发明创造必不可少的技术资料。发明专利可以只有发明内容没有附图，实用新型专利必须有附图。附图应在 A4 纸上用黑笔绘制或用计算机打印。附图可以是选育系谱图、工艺流程图、产品结构示意图等，注意不能有文字和尺寸、也不要有元件值。如果附图不止一幅，应对所有的附图按照顺序编号并进行说明。局部剖视图要单独标出图号和名称，并单独说明。

四、专利转让

（一）职务发明创造专利转让

专利转让是拥有专利申请权和专利权人把专利申请权和专利权让给他人的一种法律行为。转让可以是金融交易的结果，例如转让、合并、收购或分拆，也可以是法律运作的结果，例如在继承过程中或者在申请破产过程中。如前所述，学生参与的科学研究工作取得的研究成果属于导师的职务发明创造，导师所在单位为专利权人。因此，本书所指的专利转让属于职务发明创造专利转让，需先向所在单位申请并按单位要求准备材料和公示，然后委托第三方资产评估公司对专利进行评估，制订专利转让价格。转让方与受让方拟定转让合同，双方法定代表人签署合同。委托代理公司协助完成转让手续。

（二）专利转让的常见表现形式

1. 专利实施独占许可即转让专利的所有权。如专利权人（发明人）将整体专利转让给一个企业，在双方签订转让合同之后，发明人（专利权人）仅剩发明权。

2. 专利实施排他许可是一家企业买断该专利，仅专利权人与这家企业可以使用该项技术，不可以将该专利再次转让给第三方。

3.专利实施普通许可是专利权人授权于某个企业或个人生产该专利,亦可授权多家企业或个人。

（三）专利转让的一般流程

1.**寻找专利转让的途径**　这是专利转让流程中最基本的一个环节,而且也非常容易实现。专利转让的方法其实有很多,例如可以在专利网站上进行转让,也可以委托专利代理机构,还可以自行寻找相关的企业。

2.**签署专利转让合同**　这是专利转让流程的关键一步。只有专利转让人和受让人双方取得一致意见之后才能有效开展之后的转让工作。在转让合同中,对于双方的利益都应该有明确的文字内容。

3.**准备相关文件**　除专利转让合同外,还要填写著录项目变更申报书,同时提供著录项目变更证明材料。这些文件应该严格按照规定的形式进行填写,从而缩短国家知识产权局审核文件的时间,加快审核的速度。

4.**向国家知识产权局递交文件**　这是专利转让流程中的一个重要部分。在这个过程中,委托的专利代理机构会在其中发挥重要的作用,选择适当的专利代理机构也是这个过程中不容忽视的一个细节。

5.**等待专利转让结果**　这是专利转让流程的最终环节。国家知识产权局审查后,会对审查结果进行通知。如果审核通过的话,一般2~6个月会发出专利转让合格通知书,并可在国家知识产权局专利库中查询到相关的变更结果。

五、科技论著的著作权

著作权即版权,是知识产权所有人的合法权利,意味着产品的原始创作者和他们授权的任何人都是唯一拥有复制作品专有权的人。与专利权不同,著作权包括人身权和财产权,其中人身权包括发表权、署名权、修改权及保护作品完整权,财产权包括复制权、发行权、出租权、展览权、表演权、放映权、广播权、信息网络传播权、摄制权、改编权、翻译权、汇编权。著作权的财产权部分可以转让、许可或授权。在科学研究领域,著作权主要指论著(包括论文和专著)的版权。

1.**著作权的归属**　根据《中华人民共和国著作权法》,著作权属于作者。著作权可以自动产生,不必经过任何登记或审查程序。学生在导师指导下完成实验撰写论文时,一般情况下建议遵循以下署名原则:第一作者通常是这项科研成果的主要贡献者,通讯作者是导师,承担论文的学术责任和法律责任,是版权责任人,其他作者按实际贡献大小排序。

2.**著作权的转让**　根据不同杂志编辑部的要求,论文投稿时或正式发表前,全体作者与编辑部双方需签署版权转让协议,对以下几个方面内容进行约定。

（1）作者保证该论文为其原创作品,并且不涉及泄密问题和保密科研项目。若发生侵权或泄密问题,一切责任由作者承担。

（2）作者保证该论文的署名权无争议。若发生署名权争议问题,一切责任由作者承担。

（3）作者自愿将其拥有的对该论文的印刷版和电子版的复制权、网络传播权和发行权转让给编辑部。

（4）作者不得再许可他人以任何形式使用,但作者本人可以在其后继的作品中引用(或翻译)该论文中的部分内容或将其汇编在作者非期刊类的文集中。不同期刊的约定内容略有不同,投稿时需仔细阅读具体要求。

第二节　科技成果奖励申报

一、科技成果奖励概述

（一）科技成果奖励的价值与意义

科技成果奖励是尊重知识、尊重人才的体现。获得世界范围重大科技奖项，不仅是科研工作者的荣耀，也是其所在国家科技实力的体现。例如我国科学家屠呦呦教授于2015年获得诺贝尔生理学或医学奖，成为第一位获得诺贝尔科学奖项的本土中国科学家、第一位获得诺贝尔生理学或医学奖的华人科学家。

（二）我国科技奖励制度的核心观点

国办函〔2017〕55号《国务院办公厅印发关于深化科技奖励制度改革方案的通知》中的《关于深化科技奖励制度改革的方案》指出，科技奖励制度是我国长期坚持的一项重要制度，是党和国家激励自主创新、激发人才活力、营造良好创新环境的一项重要举措，对于促进科技支撑引领经济社会发展、加快建设创新型国家和世界科技强国具有重要意义。方案提出，深化科技奖励制度改革应坚持"服务国家发展、激励自主创新、突出价值导向、公开公平公正"的基本原则。围绕国家战略全局，改进完善科技奖励工作。以激励自主创新为出发点和落脚点，激发创新内生动力。加强科研道德和学风建设，健全科技奖励信用制度，鼓励科技人员争做践行社会诚信、严守学术道德的模范和表率。增强提名、评审的学术性，明晰政府部门和评审专家的职责分工，评奖过程公开透明，鼓励学术共同体发挥监督作用，进一步提高科技奖励的公信力和权威性。

（三）学生在科技成果申报中的作用

一项科技成果的取得离不开依托单位的支持、导师的指导和团队的努力。作为刚刚涉足科学研究领域的学子，能参与科技成果产生的过程，甚至成为成果完成人之一，对其今后的学术规划有积极的推动作用。协助导师和团队整理成果申报材料的过程，也是对研究思想的一次梳理和升华，有助于发现问题，突破瓶颈，把握今后的研究方向。

二、科技成果奖励分类

科技成果奖励的种类繁多，按地域范围划分，有世界级、国家级、省级奖项。按授奖机构来源，可划分为政府设立的奖励和行业协会或组织设立的奖励。按奖励领域，可分为综合性科学技术奖和专业技术奖。表8-2-1列举了部分科技成果奖励。

表8-2-1　部分科技成果奖励表

奖励级别	奖励名称
国际级	生理学或医学奖
	物理学奖
	化学奖
	William J. Gies Awards
	Osseointegration Innovation in Implant Sciences Award
	Distinguished Scientist Award
	Innovation in Oral Care Awards
	Young Investigator Award

奖励级别	奖励名称
国家级	国家最高科学技术奖
	国家自然科学奖
	国家技术发明奖
	国家科学技术进步奖
	中华人民共和国国际科学技术合作奖
省部级	广东省科学技术奖突出贡献奖
	广东省科学技术奖自然科学奖
	广东省科学技术奖技术发明奖
	广东省科学技术奖科技进步奖
行业协会	中华医学科技奖
	中华口腔医学会科技奖

三、部分科技奖概述

(一) 诺贝尔奖

诺贝尔奖是瑞典和挪威的机构每年颁发的一系列国际奖项,以表彰学者在学术、文化或科学上的进步,是以瑞典著名的化学家阿尔弗雷德·贝恩哈德·诺贝尔的部分遗产作为基金创立的。每年奖励在物理、化学、生理学或医学、文学、和平和经济学六个领域对人类做出最重大贡献的人。在世界范围内,诺贝尔奖通常被认为是所颁奖的领域内最重要的奖项。诺贝尔生理学或医学奖授予的科学家都是在生命科学领域做出里程碑式重大突破的贡献者,其相关领域往往也是近年的研究前沿和热点。

(二) 国际牙科研究协会(International Association for Dental Research,IADR)各类奖项

IADR 是一个旨在推动和提高全世界口腔健康知识的非营利性国际组织。该组织利用各方的赞助和捐赠,设立多个奖项。代表性奖项包括以下几个。

1. William J. Gies Award　此奖项以国际牙科研究学会创始人 William J. Gies 命名,授予由协会会员在生物研究,生物材料与生物工程研究,以及临床研究三个研究领域选出的上年度发表在 *Journal of Dental Research* 上的年度最佳研究论文。

2. Distinguished Scientist Award　此奖项表彰在口腔研究领域做出杰出贡献的研究者,奖励范围包括口腔基础医学、口腔临床医学、公共卫生等 17 个专业领域。

3. E.W. Borrow Memorial Award　此奖项授予致力于促进儿童口腔健康相关研究的学者。

4. Innovation in Oral Care Awards　此奖项授予致力于研究可以常规被大众应用的保持和提高口腔健康的口腔护理技术研究人员。

5. Unilever Hatton Competition and Award　此奖项以竞赛形式奖励优秀的口腔医学青年科学家,被誉为口腔医学领域的"青年诺贝尔奖"。

6. 学生奖项　此奖项奖励正在攻读学位的年轻研究者,包括 Colgate Research in Prevention Travel Award 和 KULZER Travel Award,分别奖励从事口腔疾病预防和口腔材料研究的青年研究者。

(三) 国家级科技奖

我国国家科学技术奖包括 5 大奖项:国家最高科学技术奖、国家自然科学奖、国家技术

发明奖、国家科学技术进步奖、中华人民共和国国际科学技术合作奖,由国家科学技术奖励工作办公室依法组织管理和评审。

1. **国家最高科学技术奖**　该奖项是我国科技奖励最高等级奖项,授予在当代科学技术前沿取得重大突破或者在科学技术发展中有卓越建树,在科学技术创新、科学技术成果转化和高新技术产业中创造巨大经济效益或者社会效益的科技工作者。自 2000 年以来,该奖项每年颁发一次。

2. **国家自然科学奖**　该奖项奖励在数学、物理、化学、天文学、地球科学、生命科学等基础研究和信息、材料、工程技术等领域的应用基础研究中,阐明自然现象、特征和规律,做出重大科学发现的我国公民。

3. **国家技术发明奖**　该奖项授予运用科学技术知识做出产品、工艺、材料及其系统等重大技术发明的中国公民。

4. **国家科学技术进步奖**　该奖项授予在技术研究、技术开发、技术创新、推广应用先进科学技术成果、促进高新技术产业化,以及完成重大科学技术工程、计划等过程中做出创造性贡献的中国公民和组织。

5. **中华人民共和国国际科学技术合作奖**　该奖项授予在双边或者多边国际科技合作中对中国科学技术事业做出重要贡献的外国科学家、工程技术人员、科技管理人员和科学技术研究、开发、管理等组织。

(四)行业协会科技奖励

行业协会的科技奖励属于社会力量设立奖项,国家相关部委对行业协会奖励进行审批和监管,获得经国家批准通过的社会力量设立奖项的项目可推荐国家科学技术奖。与医学及口腔医学相关的奖励主要有中华医学科技奖和中华口腔医学会科技奖。

1. **中华医学科技奖**　该奖项是中华医学会面向全国医药卫生行业设立的科技奖,旨在奖励对医学科学技术进步有突出贡献的个人和集体。奖励范围包括:①在医学科学基础研究和应用基础研究中阐明自然现象、特征和规律,获得重要发现;②运用科学技术知识研制出产品、工艺、材料及其系统等重要医学技术发明;③完成医学科学技术创新,应用推广先进科学技术成果,完成重要医学科学技术工程、计划、项目等。

2. **中华口腔医学会科技奖**　该奖项于 2013 年获中华人民共和国科学技术部批准设立,由中华口腔医学会负责推荐、评审和授奖。该奖是面向全国口腔医学领域设立的经常性科学技术奖,每两年评审一次,旨在奖励我国口腔医学领域取得的优秀科技成果,是目前我国口腔医学领域的最高学术奖励。

四、科技奖励的申请

根据《关于深化科技奖励制度改革的方案》的精神,各类科学技术奖均制定了相应的奖励条例及其实施细则。申报奖励时应仔细阅读相关规定和要求,认真准备材料,完成提名或推荐工作。在此不一一赘述。

五、口腔医学生和青年科学家的竞争性奖励

为引导青年学子的学术思想,激发其创造力,发现和培养一批在学术科技上有作为、有潜力的优秀人才,国家和各级部委、行业协会组织多种竞赛活动,值得口腔医学生和口腔医学青年科学家关注和积极参与。

1. **"挑战杯"全国大学生课外学术科技作品竞赛** 这是由共青团中央、中国科协、教育部、全国学联共同主办，是一项具有导向性、示范性和群众性的竞赛活动。活动每两年举办一次，旨在引导和激励高校学生实事求是、刻苦钻研、勇于创新、多出成果、提高素质，培养学生创新精神和实践能力，促进高校学生课外学术科技活动的蓬勃开展。截至 2018 年，竞赛已举行十六届，被誉为中国大学生科技的"奥林匹克"盛会。

2. **大学生创新创业训练计划项目** 该项目是由教育部在"十二五"期间面向中央部委所属高校和地方所属高校实施的国家级大学生创新创业训练计划，其内容包括创新训练项目、创业训练项目和创业实践项目三类。各高校按要求制订本校大学生创新创业训练计划项目的管理办法。该项目面向本科生申报，原则上要求项目负责人在毕业前完成项目。

3. **中国研究生创新实践系列大赛** 这是由教育部学位与研究生教育发展中心与中国科协青少年科技中心自 2013 年起联合举办的。该系列大赛以国家战略需求和经济社会发展为导向，以提升研究生创新实践能力为核心，以提高研究生培养质量为目标，坚持"以研究生为主体，以国家战略需求为导向，以行业企业参与为支撑"的运行模式，打造政产学研合作创新平台，利用社会资源协同推动研究生教育的改革与发展，促进我国研究生教育发展水平与服务支撑能力的全面提升。

4. **中华口腔医学会大学生口腔科普创新竞赛** 由中华口腔医学会组织开展，旨在大力传播口腔健康知识，端正大众口腔健康态度，提高大众口腔健康素养，动员和号召口腔医学生参与到口腔健康教育的科普创作与传播中来，从而推动口腔健康教育领域科普作品的创新发展，提高口腔医学生的口腔科普创作能力。该竞赛不定期举行。

5. **中华口腔医学会口腔生物医学新锐奖** 由中华口腔医学会口腔生物医学专业委员会主办，秉承科学与艺术相结合的原则以壁报为主体的形式进行评选。参赛者为在读研究生或当年应届毕业研究生，以壁报的形式进行研究成果展示。截至 2018 年，已举办三届。

6. **中华口腔医学会口腔生物医学优秀青年研究奖** 由中华口腔医学会口腔生物医学专业委员会主办，秉承科学与艺术相结合的原则，以实验图片为主体的形式进行评选。参赛者年龄不超过 45 岁，以实验图片或者实验图片组合图进行 5 分钟的汇报。截至 2018 年，已举办七届。

（陈小冰）

参 考 文 献

1. 国务院办公厅. 国务院办公厅印发关于深化科技奖励制度改革方案的通知. (2017-05-31) [2020-03-03]. http://www.gov.cn/zhengce/content/2017-06/09/content_5201043.htm.

2. 国务院. 中华人民共和国专利法实施细则. (2010-01-09) [2020-03-03]. http://www.gov.cn/zhengce/content/2010-01/18/content_5479.htm.

3. 尹新天. 专利权的保护. 2 版. 北京：知识产权出版社，2005.

4. 邹瑜，顾明. 法学大辞典. 北京：中国政法大学出版社，1991.

第九章　科研基金的撰写与申请

　　基础科研的顺利开展需要研究经费的支持,科研基金是最为常见和主要的经费来源。如何清晰地表述研究者的理念和设想,并获得基金组织的认可和资助成为科研人员的一项重要工作。科研入门者在基金申报的过程中,更多的是协助导师进行申请书撰写和网上填报,并在此过程中学习如何进行规范的申请书书写和项目申报。本章首先介绍科研基金的种类,以帮助入门者快速了解基金类别。为了使读者更好地了解不同阶段可申请的基金项目并提前进行规划,进一步介绍了各类基金项目,涉及科学研究者本科阶段的大学生创新创业训练计划项目、博士后阶段的中国博士后科学基金项目,以及国家自然科学基金和各种人才计划项目。

第一节　科研基金的种类

一、科研基金

　　科研基金是科研活动正常进行的基础和前提。没有课题经费的支持,课题将无法正常开展。科研基金资助的主要目的是鼓励学术研究,促进科技创新,保障学术发展和自主创新。正是国家和社会各界对创新人才培养的资金支持,对基础研究的政策支持,才加快了科学技术创新发展的步伐。

二、科研基金的种类

　　科研基金种类繁多,按不同的分类方法可以分为不同的类型。目前常见的分类方法有以下几种。

　　(一)按照项目来源分类

　　1. **纵向项目**　纵向科研经费主要是指国家财政性拨款,如国家重点研发计划、国家(省)自然科学基金及社会科学基金、国家(省)重点实验室专项经费等。纵向项目对我国未来发展具有一定的指向性,一般具有复杂性、高风险、时间长等特点。纵向项目的级别和立项数量是评价高校和其他研究机构科研能力和科研管理水平的重要标准,也是衡量其综合实力的重要依据。

　　2. **横向项目**　横向科研经费主要是高校服务于地方经济或企业等而与之签订的服务型项目。一般表现为高校与企事业单位签订技术服务合同,以合同约定一定的资助经费用于科研开发。随着整个社会市场化程度的提高和管理规范的不断完善,横向经费也逐渐成为高校科研经费的重要组成部分。

（二）按照资助目的分类

1. **基础研究及应用研究项目**　该项目是指以解决基础理论、基础问题，或将基础研究转化为生产应用为目的的研究项目，如国家自然科学基金、各部委省市设立的科技计划等。

2. **人才项目**　该项目是以人才引进和培养为主，旨在提升人才创新能力，带动人才队伍成长的人才资助计划，如国家"千人计划"、国家"万人计划""长江学者奖励计划"、国家自然科学基金优秀青年科学基金项目等。同时，在读学生及在站博士后也有相应项目设置，培育在读学生及在站博士后。

3. **平台基地类项目**　该项目是指为合理布局，重点突破，全面提升高校承担重大科研项目、产出重大成果能力的平台基地建设项目，如重大科研基础设施、重点实验室、工程中心（工程实验室）、国际合作基地、人文社会科学重点研究基地、社科实验室、高校特色新型智库等。

（三）按照项目资助部门分类

1. **国家级项目**　国家设立的基金项目，如国家自然科学基金、国家重点研发计划等。

（1）国家自然科学基金：国家自然科学基金是我国支持基础研究的主渠道，聚焦于基础、前沿、人才，并注重创新团队和学科交叉，为全面提升我国科学技术创新能力做出了重要贡献。

（2）国家重点研发计划：国家重点研发计划是在优化整合科技部管理的国家重点基础研究发展计划（973计划），国家高技术研究发展计划（863计划），国家科技支撑计划，国际科技合作与交流专项，发改委、工信部管理的产业技术研究与开发资金，有关部门管理的公益性行业科研专项等基础上设立。该计划重点资助事关国计民生的重大社会公益性研究，事关产业核心竞争力、整体自主创新能力和国家安全的重大科学问题、重大共性关键技术和产品研发，以及重大国际科技合作等，加强跨部门、跨行业、跨区域研发布局和协同创新，为国民经济和社会发展主要领域提供持续性的支撑和引领。国家科技计划申报中心设有多项基金及专项可供申报，可登录科技部官网了解各项目的具体信息。

2. **省部市级项目**　各部委、省市设立的基金，如省自然科学基金、省科技计划项目、市科技计划项目等。

3. **其他类型的项目**　社会团体、社会个人设立的基金，如霍英东基金、CMB基金（美国中华医学基金会基金）等。

第二节　大学生创新创业训练计划

为促进高等学校转变教育思想观念，改革人才培养模式，强化创新创业能力训练，增强高校学生的创新能力和在创新基础上的创业能力，培养适应创新型国家建设需要的高水平创新人才。教育部决定自2012年起实施国家级大学生创新创业训练计划。该项目面向本科生申报，由各高校制订本校大学生创新创业训练计划项目的管理办法。在公平、公开、公正的原则下，由高校自行组织学生进行项目评审，并登录网络平台完成项目报送，在报教育部备案后对外公布。项目结束后，由学校组织项目验收，并将验收结果上报教育部。验收结果中，必需材料为各项目的总结报告，补充材料为论文、设计、专利以及相关支撑材料。

一、内容

教高函〔2012〕5 号《教育部关于做好"本科教学工程"国家级大学生创新创业训练计划实施工作的通知》中国家级大学生创新创业训练计划主要包括以下项目。

（一）创新训练项目

创新训练项目是本科生个人或团队在导师指导下，自主完成创新性研究项目设计、研究条件准备和项目实施、研究报告撰写、成果（学术）交流等工作。

（二）创业训练项目

创业训练项目是本科生团队在导师指导下，团队中每个学生在项目实施过程中扮演一个或多个具体的角色，通过编制商业计划书、开展可行性研究、模拟企业运行、参加企业实践、撰写创业报告等工作。

（三）创业实践项目

创业实践项目是学生团队在学校导师和企业导师共同指导下，采用前期创新训练项目（或创新性实验）的成果，提出一项具有市场前景的创新性产品或者服务，以此为基础开展创业实践活动。

二、申请注意事项

大学生创新创业训练计划项目是大学生在指导教师的指导下进行科研基金申请书的写作和项目的实施。申请书的内容涵盖科研基金申请书的所有要素，科学问题应具有创新性，研究内容和研究目标应切中科学问题，技术路线和研究方案应具体可行。本章第六节有关于科研基金申请书书写方法的具体介绍，本节仅介绍与该项目相关的一些特殊问题。

1. 项目要求选题新颖，具有一定的研究意义。在查阅相关文献，了解该领域的最新研究动态后，依照科学实验原理，结合本专业特点，发挥专业优势进行选题，如医学生选题可结合临床。

2. 选题应避免项目过大，一般拟解决关键问题为所在专业领域尚存的一个小问题即可。选题难度要适中，要结合现有实验条件和能力。

3. 内容应具有创新性和探索性，方案应具有可行性和可操作性，使用的实验步骤、操作程序和方法须与生物学理论和方法一致。

4. 应有足够的理论支持及可行性，所在课题组可提供相关技术支持。

5. 鼓励跨年级、跨学科组队，互补长短，合理分工，创建一支具有创新性的团队。

第三节　中国博士后科学基金项目

国家设立多个博士后科学基金资助项目，旨在资助具有创新能力和发展潜力的优秀博士后研究人员，保证其在科研工作中完成创新研究。同时，国家也注重提高博士后的国际化水平，拓宽博士后的国际视野，加强博士后国际交流，争取培养一批适应社会主义现代化建设需要的各类复合型、战略型和创新型人才。国家设立的博士后科学基金项目主要包括面上资助、特别资助、博士后国际交流计划、博士后创新人才支持计划等（表 9-3-1），项目具体相关信息,如申报时间、申报强度、申报条件、申请书模板及其通讯评议标准等应以当年项目指南或通知为准,详细信息可参见中国博士后科学基金会官网。

表 9-3-1　中国博士后基金项目

基金类型		资助强度	申报条件
中国博士后科学基金项目	面上资助	资助比例为当年进站人数的1/3,分为5万元/项和3万元/项两档	进站一年半以内,可多次申请面上资助,每站一次面上资助机会
	特别资助	10万元/项	进站满4个月可申请特别资助,每站一次特别资助机会
	优秀学术专著出版资助	—	进站2年以上或已出站,申请人为唯一作者,并已完成不少于15万字的专著书稿,且专著学科领域为自然科学等
联合资助优秀博士后项目		约20万元/人	近3年内获得博士学位或应届博士毕业生,具有突出创新研究成果、优良科技创新潜质及较好的团队协作能力等
博士后创新人才支持计划		约30万元/年	不超过31岁,近3年获得博士学位,全脱产从事博士后研究工作,有较大科研潜力等
博士后国际交流计划	派出项目	约30万元/年	不超过35岁,在站或有突出的研究成果、良好的中文(接收国)语言能力,博士学位授予单位或拟接收单位为世界前100名的高校、企业或机构
	引进项目		
	学术交流项目	约3万元/项	在站博士后,具有良好的外语水平或已在重要国际会议、刊物上发表论文,拟参加项目具有一定的国际影响力,并以第一作者向该会议投稿并被接收且即将发表等

第四节　国家自然科学基金

"十三五"期间,国家自然科学基金委员会为适应基础研究资助管理的阶段性发展需求,统筹基础研究的关键要素,将科学基金资助格局调整为探索、人才、工具、融合四大系列:探索系列主要包括面上项目、重点项目、国际(地区)合作研究项目等,人才系列主要包括青年科学基金项目、优秀青年科学基金项目、国家杰出青年科学基金项目、创新研究群体科学基金项目、地区科学基金项目等,工具系列主要包括国家重大科研仪器研制项目等,融合系列主要包括重大项目、重大研究计划项目、联合基金项目、基础科学中心项目等。

国家自然科学基金委员会网站发布各类项目的申请指南,包括集中受理和非集中受理项目。集中受理项目指南一般在当年的1月初在国家自然科学基金委员会网站发布。现根据2018年项目指南将国家自然科学基金项目类型、平均资助强度、资助期限等进行简单的介绍(表9-4-1),具体申请条件等详见国家自然科学基金委员会网站发布的2018年项目指南。

表 9-4-1　国家自然科学基金项目情况

项目系列	项目类型	平均资助强度（2018 年）	资助期限	主要申报条件
探索系列	面上项目	60 万元 / 项，口腔医学领域资助率约 20%	4 年	1. 具有高级职称或博士学位，或有 2 名具有高级职称的同行推荐 2. 有负责或从事基础研究的经历
	重点项目	300 万元 / 项，共 110 项	5 年	1. 具有承担基础研究课题的经历 2. 具有高级职称
	国际（地区）合作研究项目	约 240 万 / 项，共 100 项	5 年	1. 具有高级职称 2. 作为项目负责人正在承担或者承担过 3 年期以上的科学基金资助项目 3. 与国外（地区）合作者具有良好的合作基础
人才系列	青年科学基金项目	25 万元 / 项，口腔医学领域资助率约 17%	3 年	1. 具有高级职称或博士学位，或有两名具有高级职称的同行推荐 2. 有负责或从事基础研究的经历 3. 男性未满 35 周岁，女性未满 40 周岁
	优秀青年科学基金项目	130 万元 / 项，共 400 项	3 年	1. 申请当年 1 月 1 日男性未满 38 周岁，女性未满 40 周岁 2. 具有高级职称或有博士学位，有 2 名具有高级职称的同行推荐 3. 有负责或从事基础研究的经历
	国家杰出青年科学基金项目	350 万元 / 项，共 200 项	5 年	1. 申请当年 1 月 1 日未满 45 周岁 2. 具有高级职称或博士学位，或有 2 名具有高级职称的同行推荐 3. 有负责或从事基础研究的经历
	创新研究群体科学基金项目	约 1 000 万元 / 项，共 38 项	6 年	详见申请当年的项目指南
	地区科学基金项目	40 万元 / 项，口腔医学领域资助率约 18%	4 年	1. 具有高级职称或博士学位，或有 2 名具有高级职称的同行推荐 2. 有负责或从事基础研究的经历
工具系列	国家重大科研仪器研制项目	所有项目均不得超过 1 000 万元 / 项	5 年	1. 有承担基础研究课题的经历 2. 具有高级职称
融合系列	重大项目	是成本补偿的资助方式，组织专家对予以资助的项目进行资金预算专项评审	5 年	1. 具有承担基础研究课题的经历 2. 具有高级职称 3. 具有较高的学术造诣、影响力及较强的凝聚研究队伍的能力
	重大研究计划项目	65 万～400 万元 / 项（由亚类决定）	8 年（由亚类决定）	1. 学术水平高，熟悉相关领域的科学技术发展趋势 2. 具有宽广的学术视野、较强的战略思维和宏观把握能力 3. 年龄不超过 65 周岁
	联合基金项目	不同联合基金项目资助额度不同，详见官网	3～4 年	1. 具有承担基础研究课题或者其他从事基础研究的经历 2. 具有高级职称或博士学位 3. 年度项目指南规定的其他条件

除此之外，国家自然科学基金项目还包括：

1. 国家自然科学基金数学天元基金项目　该项目是为凝聚数学家的集体智慧，探索符合数学特点和发展规律的资助方式，推动建设数学强国而设立的专项基金。

2. 国家自然科学基金外国青年学者研究基金项目　该项目支持外国青年学者在科学基金资助范围内自主选题，在中国内地开展基础研究工作，旨在促进外国青年学者与中国学者之间开展长期、稳定的学术合作与交流的。

3. 国家自然科学基金国际(地区)合作交流项目　国家自然科学基金委员会在与境外科学基金组织、科研机构或者国际组织签署的双(多)边协议框架下，鼓励科学基金项目承担者在项目实施期间开展广泛的国际(地区)合作交流活动，加快在研科学基金项目在提高创新能力、人才培养、推动学科发展等方面的进程，提高在研科学基金项目的完成质量。

第五节　高层次人才项目

创新是一个民族进步的灵魂，是一个国家兴旺发达的不竭动力，而支撑和推动创新的根本是人才，我国要建设世界科技强国，关键是要建设一支规模宏大、结构合理、素质优良的创新人才队伍，激发各类人才的创新活力和潜力，因此国家及地方层面都设立了多种人才项目。除了前面本章第二节、第三节介绍的大学生创新创业训练计划和中国博士后基金项目外，国家还设立了其他高层次人才项目，主要包括：国家自然科学基金优秀青年科学基金、国家杰出青年科学基金、国家高层次人才特殊支持计划(简称国家"万人计划")、国家海外高层次人才引进计划(简称国家"千人计划")以及"长江学者奖励计划"(表9-5-1)。

表9-5-1　国家高层次人才项目

项目类别		申报时间	主要的资格条件
国家自然科学基金	优秀青年科学基金项目	一般为每年3月	1. 男性不超过38周岁(女性不超过40周岁) 2. 具有高级职称或博士学位 3. 有基础研究经历
	国家杰出青年科学基金项目		1. 不超过45周岁 2. 具有高级职称或博士学位 3. 有基础研究经历
国家"万人计划"	杰出人才	不定	详见《国家海外高层次人才引进计划管理办法》
	领军人才		
	青年拔尖人才		
国家"千人计划"	创新人才长期项目	不定	详见《国家海外高层次人才引进计划管理办法》
	创新人才短期项目		
	创业人才项目		
	青年项目		
	外国专家项目		
	顶尖人才与创新团队项目		
	新疆西藏项目		
	文化艺术人才项目		
"长江学者奖励计划"	特聘教授	不定	详见《"长江学者奖励计划"管理办法》
	讲座教授		
	青年学者		

第六节　科研基金申请书的撰写与技巧

科研基金申请书的质量在基金申请成功与否中起重要作用。申请书的质量高低需要综合考量以下几个方面：关键科学问题是否清晰明确，研究目的和研究内容可否解决科学问题，申请人的前期研究基础是否足够，所在研究机构的研究条件是否完备等。国家自然科学基金是我国支持基础研究的主要渠道之一，在各类科研基金项目中影响力较高，对申请单位的学科建设、人才培养、学术核心竞争力等具有重要意义，获得国家自然科学基金资助项目的数量和资助额度也能在一定程度上反映研究机构的科研水平。现以国家自然科学基金青年科学基金为例，简述基金申请书撰写的技巧及注意事项。

一、申请书各项内容书写要求及注意事项

（一）题目及摘要

题目与摘要是决定同行评议专家对申请书第一印象的主要因素，占有极其重要的分量。

1. 题目　通常申请书的题目不宜过长，目标不宜过大，一般 25 字左右，应做到新颖性、科学性与规范性的统一。并且，需注意题目最好鲜明地体现创新性及项目的主要内容。

2. 摘要　摘要一般 350～400 字为宜，包括以下 5 点内容：重要性、研究方法、重点研究内容、目标、科学意义。摘要的逻辑性与规范性是同行评议专家对申请书评判的第一印象。摘要内容应精练清晰，至少需包括三部分：提出科学问题、如何解决关键科学问题和解决该问题的意义。提出科学问题需简要而突出地描述研究现状，可结合申请者前期研究中的新发现，用简短的一两句话凝练出目前存在的关键科学问题。如何解决关键科学问题则需要详细撰写，体现解决问题的思路和路径。例如，本课题拟选用某种细胞，采取某种研究方法或途径，研究分析某一科学问题的某一内容，获得某种结果，阐明其中的某种机制。解决该问题后将对相关学科产生怎样的意义和价值，可用一两句话进行点睛。例如，某研究结果对某科学问题具有值得参考的指导意义，提供了新的研究思路。

3. 注意事项

（1）文题相符：申请书提出的科学问题应与研究内容相符。

（2）摘要应千锤百炼：摘要非常关键，许多同行评议专家在评审时会重点聚焦于此。因此，摘要应尽可能将申请书整体进行凝练，既要阐明科学问题和研究意义，又要展示拟开展的研究内容。

（3）科学问题的把握是关键：一份申请书的精华在于准确地凝练科学问题，并突出解决该科学问题的贡献和价值。

（二）申请书的正文

1. 立项依据　立项依据是申请书的重要内容之一，是整个项目的立论基础，对基金申请具有重要意义。立项依据通常包含研究背景、国内外研究现状、研究思路和拟开展研究的价值。

（1）研究背景：研究背景的论述需结合社会经济发展过程中亟待解决的关键问题，论述拟开展项目的科学意义及应用前景。

（2）国内外研究现状：主要列举目前国内外此项目的发展情况和发展动态分析，可重点撰写和分析近几年的发展现状，并就目前的发展现状进行分析。

（3）注意事项：申请书不需要过多介绍背景知识，而是需要重点介绍研究背景，并且撰写内容不宜过多。同时，通常不建议在一个项目中提出多个拟解决的科学问题，一般1个。对于青年科学基金，主要衡量申请人的科研潜力与项目的创新思路。科研潜力主要通过简历与工作基础来体现。如果申请人研究成果较少，可以详细写出所取得的全部成果及同行给予的评价，通过同行的评价、引用、审稿意见来证明所取得研究成果的重要性，侧面说明自身的研究潜力。

立项依据不能只是简单地罗列文献，应如讲故事般引人入胜，撰写时应避免对基础知识与理论进行过多过细的阐述，可从以下三个方面进行撰写：第一，提出科学问题，突出研究项目的重要价值，其中社会和经济意义尤为重要；第二，围绕科学问题探讨国内外研究进展，分析现有研究的不足，进而提出解决问题的新思路，如新角度、新技术、新方法等；第三，简要整理并叙述整体思路，再次明确解决该科学问题的研究意义和价值。

2. 研究目标、研究内容和拟解决的关键问题

（1）研究目标：研究目标是课题研究所要达到的目标，可以是探究或阐明某种机制，获得某种结果，也可以是为解释某种现象提供理论依据等。

（2）研究内容：研究内容应围绕研究目标讲述申请人如何通过开展不同的研究实现研究目标，解决关键科学问题。研究方案是针对研究内容提出的具体实施路径，是创新性思路得以实现的保障。

（3）拟解决的关键问题：拟解决的关键问题是在研究目标实现过程中遇到的关键性问题。如果是技术性问题，需要上升并转化为科学层面的问题。以下是几点撰写建议：

1）研究目标要突出关键问题，提法应准确恰当，内容应详细但不宜太过具体。

2）研究内容要紧密联系研究目标，应只包含与课题联系最密切的关键内容，不可为增加预算或增加实验量而使研究内容过于空泛。

3）关键问题应突出且准确，但不宜太多，一般1个。

3. 拟采取的研究方案及可行性分析 申请人应把握研究方案的总体设想和具体细节。一方面，要结合研究的关键问题并给出具有创新性的解决方案。另一方面，应具体论述研究方案的细节并分析可行性。

（1）研究方案要体现独一无二的特性，不能使人感觉任何研究都能用此方案，从而失去了研究方案的独特价值。研究方案可以用技术路线图来体现，使同行评议专家快速了解课题并且突出研究重点。技术路线图的原则是内容高度概括、逻辑层次清晰、格式排版美观（图9-6-1）。以下是几点撰写建议：

1）实验方案和技术路线应合理、可靠，思路新颖。独特的实验材料和具有创新性的研究方法可提高获得资助的概率。

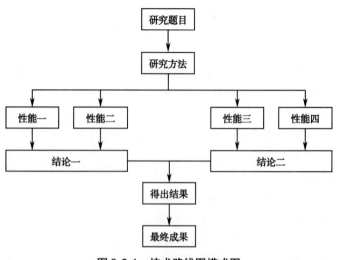

图9-6-1 技术路线图模式图

2）研究方案和内容不宜过于复杂，可利用流程图简要描述实验步骤和思路。研究方法及实验方案不需具体描述，但必须使同行评议专家认识到申请人具备专业实验技能。

3）尽量选用成熟可靠的技术方法，最好是自己实验室发表的，也可根据参考文献选取关键技术手段。若本单位平台无法提供技术支持，可依托于其他科研机构或与其合作，表明申请人具备完成课题的条件。

（2）可行性分析：可行性分析可分为理论上的可行性、技术上的可行性、合理的团队协作和平台设备支持。此部分内容与后面的研究基础与工作条件有部分重叠，故此处仅进行简单介绍。

1）说明课题设计的合理性及已完成的前期工作基础。例如：本课题组长期研究某临床问题，了解其临床治疗的现状和问题，在此基础上确定了寻找某种相关分子指标作为改善其治疗水平的策略，具有重要的现实意义。该分子指标在不同肿瘤组织中表达显著升高，已经报道与某种肿瘤相关。同时，在多株肿瘤细胞均发现其影响某种物质，促进了肿瘤的形成，对其深入研究有希望发掘该基因的应用前景。本项目是本课题组前期研究工作的延续与深化，本课题组已成功应用某细胞系，验证了其中存在某种物质的过表达，该细胞可用于 RNA 干扰（RNA interference，RNAi）及相关的功能实验。

2）说明课题具有充分的技术积累和成熟的技术平台。比如，课题组成员长期从事某种肿瘤的临床与基础研究，曾参与多项与此相关的国家、省部级科研项目，相关结果已发表。在此过程中，学习并熟练掌握了分子生物学、细胞生物学等方面的实验技术，如 Western Blotting、PCR、免疫组织化学、细胞培养、动物模型构建等。此外，课题组所在的单位拥有完善的实验设备和成熟的技术条件，并可提供各种技术支持。本单位实验动物所在的动物中心可提供各种实验用动物及标准化的层流实验室。

综上所述，本研究已经有大量前期工作基础，并且所涉及的细胞生物学和分子生物学等技术均为课题组已有的成熟技术，因此课题设计合理，技术平台成熟。

4. 本项目的特色与创新之处　本项目的特色与创新之处既要结合实际，又要有所发挥，结合理论及现实，阐明拟开展项目的先进性和独特性。不要一味追求理念和课题的首次提出，而是要做好自己熟悉领域的研究，并认真对目前的相关研究成果进行全面分析，最终确定项目选题及实验思路等。如果涉及多学科交叉项目需要阐述清楚科学（技术）问题，并使同行评议专家感受到学科交叉的相互渗透性和研究的深入程度。同时，在撰写的过程中要认真，把握好撰写的重点。

5. 年度研究计划及预期研究结果　研究计划是对研究工作的统筹安排，如项目预计 4 年完成，可拟定具体年度的研究计划。

预期研究结果可以使研究者明确研究目的，以便从开始就可以构思框架、进行分工，以利于研究成果的顺利产出。同时，也有利于课题管理者对课题进行检查验收。具体可参考以下内容：

（1）预期研究结果要考虑对基础理论和实用价值的双重意义。

（2）以发表论文和申请专利结题相对较易，最好突出收录杂志的影响因子。同行评议专家重视各项目的最终结题情况，更倾向于支持前期研究基础较强的申请人。例如：

1）揭示 A 参与肿瘤转移细胞可塑性调控（科学问题），通过体内、体外实验结合过表达和 *RNAi* 的手段，证实其具有调节肿瘤细胞可塑性的表型并由此影响口腔癌的转移。

2）阐明 A 通过介导 Y 调节 Z 作用的机制。不仅通过生物信息学预测靶分子，还要通过实验进行验证，找到 A 干预的 Y 通路关键分子，解析其相互作用模式。

3）通过临床样本分析，检测 A 在口腔癌组织及肝转移灶中（临床问题）的表达情况并分析其与口腔癌全身转移及预后、生存的相关性，明确 A 的临床意义。

4）在专业学术刊物上发表 3～4 篇 SCI 研究论文。

5）培养博士研究生 1 名，硕士研究生 2 名。

（三）研究基础与工作条件

1. 研究基础　研究基础包括两个层面，一个层面是申请人的个人条件，如学历、专业技术职务、高水平的科研训练经历以及在国际主流期刊发表论文的经历等；另一个层面是项目研究内容，即申请人的前期探索工作，如资源收集、文献回顾与分析、前期实验结果等。这些都需要体现在工作基础、工作条件和个人简历中，撰写时注意尽可能凸显自身优势。紧密围绕课题新颖、技术路线合理可行、前期基础扎实深厚进行论述。

具体来说，研究基础可以从以下几个方面撰写：申请者及课题组成员的工作成绩，课题组前期研究的成果，如已发表的论文、未发表的相关数据、单位和研究平台的工作积累等，主要说明申请人前期工作扎实，科研背景良好。例如：申请人曾从事某一领域的相关研究工作，熟悉该领域，拥有丰富的科研经验和能力。在本课题组前期研究中，发现 X 离子与 Y 事件存在相关性，提示了该离子应用于 Y 事件的治疗潜力。而在另一项研究工作中，本课题研发出一种可以实现 X 离子负载和缓释的材料，能够解决课题实施中的技术难题，并且与其他单位多个实验室建立了良好的合作关系，可以获得技术支持和帮助。

2. 工作条件　工作条件指申请人所在研究机构的平台条件，应特别注意是否满足涉及研究关键部分的仪器设备与工作条件。若本单位不能满足实验需求，则应与其他有条件的单位合作。在撰写申请书时应说明情况，表达可通过各种途径满足课题研究的需要。此部分需要写出依托单位支持，以保障实施有力。例如：本课题组具备细胞生物学、分子生物学必需的仪器设备，还拥有 SPF 级动物房、肿瘤标本库，具有大量的标本，包括组织蜡块、新鲜组织、基因组 DNA、全血和血清，可以为本研究提供标本来源。

（四）经费预算

面上项目建议申报 60 万～90 万元，青年科学基金项目建议申报 20 万～30 万元，以上数据为直接经费数，仅供参考，具体情况可按工作实际合理申请经费。除填写经费预算编制表外，还要在预算说明表中详细列出预算理由与依据。涉及合作单位的项目，预算由双方分别编报，由项目申请人统一汇总。经费预算编制表填写相关要求见表 9-6-1。

表 9-6-1　经费预算编制表填写相关要求

预算科目	注意事项	是否可以调整
设备费	超过 10 万元的仪器设备购置必须写说明，否则今后将可能无法购置	可减少
材料费	生产经营性材料、基建材料、普通办公材料（如日常办公用品、打印机耗材等）不可做预算	可增加或减少
测试化验加工费	—	可增加或减少
燃料动力费	大型仪器设备、专用科学装置等运行发生的水、电、气、燃料消耗费用可单独计算，日常办公消耗的水、电、气、暖（即传统的学校水电费的 2%）在间接费用中扣除，此处不需做预算	可增加或减少

预算科目	注意事项	是否可以调整
差旅、会议、国际合作交流费(本科目不超过直接费用10%的,不需要提供预算测算依据)	差旅费标准遵照财行〔2013〕531号的规定 会议费特指主办和承办会议,会议费标准遵照财行〔2013〕286号的规定,各类座谈、研讨、验收会议均属四类会议,参加国内会议在差旅费内做预算 因公临时出国费标准遵照财行〔2013〕516号的规定,境外专家来华接待标准遵照财行〔2013〕533号的规定	三项总数不予增加的前提下,可调剂使用
出版、文献、信息传播、知识产权事务费	通用性操作系统、办公软件的费用,日常手机和办公固定电话的费用,日常办公网络费和移动上网卡费用不可做预算	可增加或减少
劳务费	支付给参与项目研究的研究生、博士后、访问学者和项目聘用的研究人员、科研辅助人员等的劳务性费用,以及临聘人员的社会保险补助费用	可减少
专家咨询费	专家咨询费标准遵照国科发财字〔2005〕484号的规定	可减少
其他支出	重大项目和重大科学仪器研制项目的审计费可以做预算,其他资助类别原则上不可做预算	可减少,原则上不予增加
上述所有科目	餐费、接待费、不可预见开支不可做预算	—

二、申请书撰写时常见的其他问题

申请人在提交申请书之后,国家自然科学基金委员会的工作人员会对申请书进行初步审查(简称形式审查)。按照其统一要求,审查内容涉及近30个方面,主要包括申请资格、申请书格式和申请书内容完整性等方面。对于形式审查不合格的申请书,将不予受理,不再进入之后的评审程序。因此,在申请书写作中还需注意以下问题。

1. **人员超项问题** 国家自然科学基金委员会每年在指南中均会对申请限项进行详细规定,对各种类型的项目也有限项要求,例如当年同类型项目限申请1项,不同类型的项目高级职称人员申请和在研项目限3项,非高级职称人员限1项,部分仪器类项目获资助后未结题不能申请国家杰出青年科学基金项目以外的项目等。此外,根据国家自然科学基金委员会2016年出台的新规定,连续2年面上项目未获资助将暂停面上项目申请1年,地区科学基金自2016年起,累计获资助不得超过3项。若申请人未能及时关注这些要求,将会出现超项现象。

2. **申请人和参与人问题** 申请人和参与人的资格有严格的规定:申请人必须是有依托单位的全职人员,有承担基础研究的经历,具有高级职称或者博士学位,没有的话需要随申请书附2名同行业具有高级职称专家的推荐函;参与人中高级职称者必须符合限项原则。如若忽视这些规定,易出现申请人或主要参与人未签名或签名与基本信息表中的人员姓名不一致,申请书缺页或缺项,缺少主要参与者简历等问题。

3. **附件问题** 附件问题涵盖范围较广,例如:中级职称无博士学位的申请人需要提供2名同行专家推荐函,在职研究生需要提供导师同意函,在站博士后需要提供单位承诺函,动物或人体实验项目需要提供伦理委员会批件,涉及高致病性病原微生物时需要提供生物安全承诺函等。这些细节问题需要申请人和单位管理人员重点关注。

4. **依托单位或合作研究单位的问题** 其主要原因是申请人错误填写依托单位主体或名称。目前国家自然科学基金委员会规定的依托单位大致分两种:一是大学系统,包括附属医院、教学医院以及分校区等；二是具有独立法人的科研院所、医疗机构等科研机构。多个单位联合申请时，需注意填写国家自然科学基金委员会的依托单位，而非其下一级单位。

5. 不属于本学科资助范畴问题 其主要原因是申请人在申请代码选择时出现失误。除此之外，考虑到科研项目创新的要求，申请人往往会开展不同学科的交叉性研究，在代码选择方面难以把握重点，导致错误选择申请代码。

三、申请书的查重与网络申报流程

申请书的查重不仅是查是否与往年立项项目重复，而且需要查询申报内容是否重复。比如，A 与 B 共同写了一份申请书同时申报，两人各自略作调整，A 在数理学部申报，B 在工程与材料学部申报，只要两者重复率超过 50%，两份申请书都会被拒绝，且没有申诉机会。

（一）利用网络查重

国家自然基金查重所使用的数据库是本年度的申请书与已批准立项的所有申请书，往年申请书未批准立项者不纳入数据库。具体查重方法：进入国家自然科学基金委员会官方网站首页，在页面上找到"申请资助"栏目→点击"项目检索与查询"→进入检索页面在"申请代码""资助类别""批准年度"等输入相应内容进行查询，可获得项目列表。

（二）运用 Microsoft Excel 查重

利用中国知网中国医院数字图书馆，下载往年申请过的课题信息列表，运用 Microsoft Excel 进行查重。具体操作方法为：开始 - 条件格式 - 突出显示单元格规则 - 重复值，将重复的内容标注出来，或者将表格主体部分复制，在新的工作表中粘贴出来，选中要开始查重的项，右键点击 - 排序 - 升序，对该项进行排序。在排序完成之后，内容重复的部分和次数会显现出来。如有必要，可将多项内容进行多次排序，保证各项重复内容排列在一起。

（三）网络申报流程

国家自然科学基金的网络申报流程详见图 9-6-2。

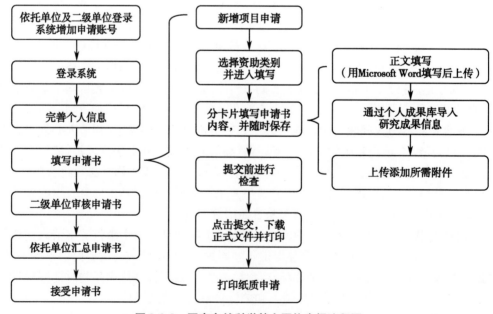

图 9-6-2 国家自然科学基金网络申报流程图

（夏 娟）

参 考 文 献

1. 姚玉鹏,熊巨华. 从国家自然科学基金申请和评审程序探讨如何提高申请书质量. 中国科学基金,2017,31(6):524-528.

2. 喻海良. 国家自然科学基金申请注意事项. 中国科学基金,2017,31(6):542-543.

3. 翁振群,许春雁,李晖. 从形式审查角度谈如何撰写国家自然科学基金项目申请书. 中国科学基金,2017,31(6):550-553.

4. 王瑞. 从科学问题谈基础研究项目申请书的撰写. 中国科学基金,2013,27(3):167-169.

5. 马伟. 科技部启动2015年创新人才推进计划. 科技中国,2015(7):52-53.

6. 丁三青,王希鹏,陈斌. 我国高校学术科技创新活动与创新教育的实证研究——基于"'挑战杯'全国大学生课外学术科技作品竞赛"的分析. 清华大学教育研究,2009,30(1):96-105.

7. 郑知敏,高阵雨,李铭禄,等. 2016年度国家自然科学基金项目申请、评审与资助工作综述. 中国科学基金,2017,31(1):3-6.

8. 王之中,丁玉琴,罗哉,等. 2014年度工程与材料科学部基金项目评审工作综述. 中国科学基金,2014,28(6):424-427.

9. 国家自然科学基金委员会. 2013年国家自然科学基金项目指南. 北京:科学出版社,2012.

10. 王长锐,孟宪平. 2008年度国家自然科学基金申请与评审综述. 中国科学基金,2009,23(1):34-36.

11. 龚旭,赵学文,李晓轩,等. 关于国家自然科学基金绩效评估的思考. 科研管理,2004,25(4):1-6.

12. 刘双清,伍小松,王奎武. 提高国家自然科学基金项目申请书撰写质量的思考. 中国科学基金,2014,28(1):52-56.

13. 邵雪梅,王晶,侯洁,等. 浅谈国家自然科学基金资助项目申请书立项依据的撰写. 中国科学基金,2011,25(1):48-49.

14. 石小涛. 国家自然科学基金申请书撰写是凝练科研思维的极好途径. 中国科学基金,2011,25(4):255-256,224.

第十章 学生在基础研究过程中需关注的问题及其应对

在建设世界一流大学和一流学科的"双一流"建设大背景下，高校对于大学生创新研究能力的培养日益重视，鼓励学生提早接触科研并为其搭建平台。越来越多的学生提前加入感兴趣的研究团队中，进行基础研究。从课堂上被动学习到在实验室主动进行实验探索，对学生来说意味着学习工作方式的转变，这期间容易产生一些共性的问题，如无意识的学术不端行为、实验结果出现异常难以应对、学习和科研时间分配不合理，以及遇到挫折不能及时自我调节等。本章将针对以上问题进行分析，介绍几种相应的应对方法。

第一节 端正学术态度

学生的学术道德和学术态度直接影响我国科学技术发展和高等教育的未来。因此，学生在进行科学研究时应摆正心态，端正态度，严格要求自己。2018 年 10 月，哈佛医学院及其附属布莱根妇女医院公布，哈佛医学院皮耶罗·安韦萨的学术论文因涉嫌伪造和篡改实验数据从多个医学期刊上被撤回，数量高达 31 篇。这个事例告诉我们，在学术面前，无论研究者的职位高低，头衔高低，均一视同仁。科研领域既没有"铁帽子王"，也不会因为学术不端行为实施者的身份是学生或著名教授就可以被原谅。因此，科研工作者在研究过程中应端正学术态度，坚决避免学术不端行为的发生。

一、学术不端行为的定义

关于学术不端，国际学术界至今仍缺乏统一的概念。目前较广泛使用的有两种定义。第一是 1992 年美国国家科学院、国家工程院和国家医学院三院科学家组成的专项小组对学术不端的定义，指在申请课题、实施研究或报告结果的过程中出现的伪造、篡改或抄袭剽窃行为。第二是英国剑桥大学学术规范类文本中对学术不端的定义，即在未经他人同意的情况下，采取不正当手段谋取他人学术成果，并给他人带来名誉或经济损失的行为，具有行为伤害性和主观故意性。

我国《高等学校预防与处理学术不端行为办法》（中华人民共和国教育部令第 40 号）对于学术不端的定义为：高等学校及其教学科研人员、管理人员和学生，在科学研究及相关活动中发生的违反公认的学术准则、违背学术诚信的行为。

二、学术不端行为的界定、处罚措施以及案例分析

（一）学术不端行为的界定

1. 学术不端行为　根据《高等学校预防与处理学术不端行为办法》第二十七条：经调

查,确认被举报人在科学研究及相关活动中有下列行为之一的,应当认定为构成学术不端行为。

(1)剽窃、抄袭、侵占他人学术成果。

(2)篡改他人研究成果。

(3)伪造科研数据、资料、文献、注释,或者捏造事实、编造虚假研究成果。

(4)未参加研究或创作而在研究成果、学术论文上署名,未经他人许可而不当使用他人署名,虚构合作者共同署名,或者多人共同完成研究而在成果中未注明他人工作、贡献。

(5)在申报课题、成果、奖励和职务评审评定、申请学位等过程中提供虚假学术信息。

(6)买卖论文、由他人代写或为他人代写论文。

(7)其他根据高等学校或者有关学术组织、相关科研管理机构制定的规则,属于学术不端的行为。

以上学术不端行为主要出现在基金申请、学术论文以及成果申报等方面。

2. 情节严重的学术不端行为　《高等学校预防与处理学术不端行为办法》第二十八条对情节严重的学术不端行为也进行了界定:有学术不端行为且有以下情形之一的,应当认定为情节严重。

(1)造成恶劣影响的。

(2)存在利益输送或者利益交换的。

(3)对举报人进行打击报复的。

(4)有组织实施学术不端行为的。

(5)多次实施学术不端行为的。

(6)其他造成严重后果或者恶劣影响的。

(二)学术不端行为的处罚

高校对学术不端行为均采取零容忍态度。当出现疑似学术不端行为时,学术不端学术委员会会启动调查,高校根据其调查后的认定结论、处理建议,同时结合学术不端事件的行为性质、情节轻重,按照相关程序和规则,对相关人员进行相应处理。同时,高校可以按照学生管理的相关规定,对有学术不端行为的学生予以警告、记过、开除学籍等处分。对有学术不端行为并与其获得学位相关的学生,学校的学位委员会对其进行暂缓授予学位、不授予学位或撤销学位等处理。对与学术不端行为关联而获得的各类科研项目、学术奖项或荣誉称号等,学校可向相关部门提出撤销。

(三)案例分析

某高校的团队导师张教授安排其研究生莫同学完成一个动物实验。经过一段时间的努力,莫同学的实验顺利完成,且实验结果有科学意义和发表价值。为了尽快发表,莫同学投稿了四个学术期刊,计划其论文被其中任何一个期刊接收即撤稿其他三个期刊,以确保能命中。一位技术员纪老师得知莫同学实验成功,希望他能把自己写成第二作者,并给莫同学一万元辛苦费。莫同学同意了纪老师的提议,并把一万元收下。

分析:莫同学将文章投到多个杂志,属于一稿多投,符合学术不端的行为。而随意给他人署名,属于不正当署名,并且其接受钱财,是收贿行为,属于学术腐败,是严重的学术不端行为。纪老师的行为符合学术不端行为,属于不当署名、学术腐败。张教授作为通讯作者亦有团队管理不善等责任。

三、如何规避学术不端

规避学术不端有多种方法,编者根据自身经验提出以下四条建议,但由于学识有限,难免存在纰漏,研究者在规避学术不端行为时,还应根据具体情况灵活处理。

(一)规范数据处理

客观真实的数据是科学结论形成的基础。因此,在科研活动过程中,科研工作者首先应该真实记录实验和观察的结果,保存实验和观察的原始数据。不得伪造科研数据,如去掉一些不利的数据,夸大实验重复的次数,夸大实验动物或试验患者的数量等,也不得伪造资料、文献、注释。科研工作者一定要保证数据客观、真实、有效,坚持实事求是,避免学术不端。

(二)避免无意识的抄袭和剽窃

对于科研工作者而言,一篇学术论文除了需要设计和进行实验外,不可避免需要参考他人观点,进行引用。因此,在使用参考文献进行写作时,要用自己的语言进行概括和表达,同时标明出处,并且应注意引用自己的文献也须标注。

编者建议学生在写作时,应该将引用部分、改写部分和自己写的部分进行不同的标记,以便于分门别类地整理。写完初稿后认真进行核查,将引用部分用引号标注,引用他人观点部分用自己的话归纳表达,同时进行注释或标出参考文献,以有效避免无意识的抄袭和剽窃。

(三)正确使用学术不端检测系统

信息化为科学研究创造了很多有利条件,也对防止学术剽窃、抄袭、侵占等学术不端现象有一定的积极作用。可用于检测学术不端的系统有:①大学生论文管理系统(PMLC);②期刊学术不端文献检测系统(AMLC/SMLC);③万方数据文献相似性检测服务;④维普论文检测系统;⑤ROST反剽窃系统。学生在完成论文写作后,可在线对论文进行自查自纠,避免出现学术不端行为。

(四)署名的基本规范

《中华人民共和国著作权法》第十条规定:署名权即表明作者身份,在作品上署名的权利。作者对科研论文的署名,不但体现其为论文创作者的身份,还表明作者对文中的数据、观点负责。署名不仅是一种荣誉,更重要的是一种责任。因此,科研新手在进行论文署名的时候,要注意使用对论文具有实质性贡献,对论文内容负责的成员进行署名,同时按贡献大小排名,不应有遗漏。而仅给予论文建议或资金、平台等辅助性支持的,不应署名。

第二节　研究过程中出现的异常情况

研究人员进行科研活动总会期待能有好的实验结果,从而验证自己的科研假设。实际上,在实验过程中,事与愿违的情况时有发生。研究人员应端正心态,正确处理异常现象,本节介绍几种常见的情况及其应对方法。

一、阴性结果

阴性结果(negative result)也称无效结果(null result),当基础研究出现阴性结果时,科研新手们的反应常常是:实验过程哪里出错了?结果是否无效?怎么办,是继续研究还是重新选题?当连续出现阴性结果时,又往往会陷入自我怀疑以及自我否定的情绪中,导致心态不稳,甚至出现心理问题。

科学研究中出现阴性结果并不罕见,阴性结果不代表没有意义。当研究中出现阴性结果时,应思考原因,全面复核,查找错误。若实验过程没有出现差错,则应当思考阴性结果的出现对所研究的疾病是否有意义,是否意味着新现象或新机制的发现。现阶段国际医学领域越来越倡导开放的科学,对科学研究过程中出现的阴性结果越来越重视。以下期刊专门发表出现阴性结果的研究:

1. *Journal of Negative Results in Biomedicine* 该杂志是英国生物医学中心创办的,让科学家们能获得那些非期待的,有争议的和挑战性的阴性结果。

2. *Journal of Pharmaceutical Negative Results* 该杂志收录了众多阴性结果文章和失败案例,主要集中在医药研究的领域。

3. *The All Results Journals* 该杂志还包括有四个子刊:*Chem*(化学领域)、*Nano*(纳米技术)、*Biol*(生物领域)和 *Phys*(物理)。其投稿要求实验设计严谨、可重复,且在此基础上要在讨论中对阴性结果进行合理解释。

4. *Journal of Articles in Support of the Null Hypothesis* 为了节省研究者检测时间,该杂志刊登了 $P > 0.05$ 的阴性结果文章。

5. *PLOS One* 其专刊 *Missing Pieces* 主要收录实验中的阴性结果、无结果、无法得出结果的论文。

6. *F1000Research* 该杂志主要针对生物学和医学领域,鼓励所有的研究结果,不但包括阴性结果,还包括零结果。内容有案例分析、数据分析和观察分析等。

7. *PeerJ* 这是一个开放性的在线期刊,在 PubMed 或其他数据库中均可检索到其中的文章和评论。

综上所述,遇到阴性结果时,不要气馁,只要实验方案及操作正确,论证严谨、指向明确,应尊重实验数据,报告阴性结果。这样不仅可以避免后继者重复进行相同的实验,还可以减少资源浪费,甚至可能成为研究突破,未来变革的研究方向。

二、实验结果与预期结果不一致

无论是科研新手还是专职科研人员,在进行基础研究过程中,最常遇到的困扰就是实验结果与预期不一致。这固然令人苦恼,但却是科研活动中的正常现象,因为受科研人员对科学问题的了解程度,对实验设计、实验技术的掌握程度,对结果的分析能力等各种主观和客观因素的影响,实验结果不可能每次都一致,不一致反而是发现新事物的前兆。出现二者的不一致,只要客观、实际、合理地进行分析,找到不一致的原因,才有可能推翻旧理论。科学的突破、理论的创新,往往源自于此。总的来说,实验结果与预期结果不一致的应对方法如下。

1. **查阅文献** 若实验结果与预期不一致,很可能是源头出了问题,即工作设想和实验设计,而这二者是建立在阅读大量文献基础上的。因此,在遇到结果与预期不一致时,应该再次进行充分的文献检索和阅读。在查阅文献的过程中,发现问题,不断进行修正完善。

2. **积极请教** 学生一般在导师指导下单独或与导师团队成员合作开展科研活动,当实验结果与预期不一致时,可以向导师及同课题组的其他成员寻求帮助,进行实验材料和方法的讨论,从而快速找到原因,优化实验方法。学生也可以及时向指导老师汇报实验方法和进展，获得有益的指导意见。另外，可以聆听专家讲座、前沿报告，站在前人的肩膀上审视自己，还可以积极参加学术会议，与同行交流，获得新的启发。

3. 回顾实验过程　许多科研新手做基础实验常常得不到结果，数周甚至数月机械重复相同的实验步骤，却不一定有期待的结果，导致情绪非常焦虑。此时，恰当的做法是阶段性停止实验，一方面平复情绪和恢复信心，另一方面分析原因，思考有无其他替代方法或通过阅读文献，修改实验方案或构思新的实验设计。

4. 敢于放弃　如果用实验证明一个科研假设通过大部分实验都不能得到预期结果，重复实验或设计其他实验仍得不到预期结果，也排除了实验过程中的错误，那么很可能是课题合理性出现了问题。此时，应分析原因、转换思路，判断是否属于偶然发现。若是因课题设计不合理，也应勇于放弃，找到新的研究课题，重新设计课题。

三、偶然结果

在科研实验过程中经常会出现一些看似偶然的结果，若能敏锐地观察和捕捉到偶然结果，就有可能有所发现，这也是开展研究性学习的重要机遇。捕捉偶然结果可以从以下三方面努力。

1. 做好实验记录　应客观、真实、全面、准确地记录实验计划，实验步骤，实验结果，实验分析的原始文字、数据、图表、音频、录像等资料，方便在复核实验、查找错误的时候能准确抓住重点，得到正确结果。

2. 善于整理　应定期进行实验原始数据的检查、核对和错误纠正，将原始数据系统化、条理化，即进行合理分组、归纳汇总，以便进一步分析，从而有助于捕捉偶然结果。

3. 善于发现和总结　亚历山大·弗莱明由于捕捉到偶然结果而发现了青霉素，证明在偶然结果中有可能获得新的科学发现。在如今多学科交叉融合的背景下，学生要开拓思维，一方面要大量阅读学科文献，学会识别文献内容的缺点和不足，获得启发；另一方面，在日常生活学习中也要有一定的阅历和阅读积累，提升思维能力、专业素质和综合素质，才能成为善于捕捉偶然结果的有心人。

第三节　时间管理

时间具有公平均等性，每人每天都只有 24 小时。但是对时间的利用水平却因人而异，而正是这种差异在一定程度上决定了人的成就高低。德国洛塔尔·赛韦特认为，能让有限的时间利用率最大化的方法就是持之以恒的时间管理。

医学生相对于大部分其他专业学生而言，课时量较多，学习任务较重，需要花费大量的时间学习，自己可以支配的业余时间相对较少，如果不进行有效的时间管理，很容易浪费有限的业余时间。到了期末考试前，学生常常在复习考试的高压下，无法兼顾实验，导致顾此失彼，考试没考好，实验也半途而废，不知如何是好。因此，进行有效的时间管理，对实现学习和科研并肩前行尤为重要。

一、时间管理的"四象限法则"

著名管理学教授史蒂芬·柯维在他的《高效能人士的七个习惯》一书中提出了时间管理的理论，把想要达成的目标按照重要和紧急两个不同的程度进行划分，进而分成四个象限。

以学生学习和科研两大目标分类举例如下（图 10-3-1）。

1. **既紧急又重要的事务**　例如期末考试，限期完成的项目申报书修改以及指导老师规定的，有明确时间限定的任务等。

2. **重要但不紧急的事务**　例如课程学习、每天的实验数据采集、整体实验计划的跟进和申请专利等。

3. **紧急但不重要的事务**　此分类指与目标不相关但对个人而言很紧急的事情，团队其他成员需要协助紧急提交材料等。

4. **既不紧急也不重要的事务**　此分类一般是指无关紧要的事情，如闲谈、休闲娱乐等。

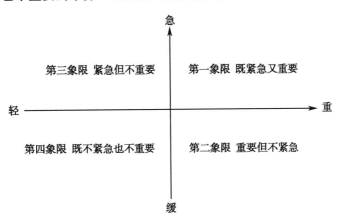

图 10-3-1　时间管理的"四象限法则"

根据此"四象限法则"来分析，学生容易持续性陷入第一象限处境。在开学初立下学业和科研两手抓的目标，那时学生学习和科研属于第二象限，即重要但不紧急的事情。但由于时间宽松，学生往往把业余时间消耗在第三象限和第四象限事务中。当期末考试来临前，考试压力使期末复习成了第一象限——既紧急又重要的事情。为了解决眼前考试周的压力，学生通宵达旦地复习，只能停止实验进程，计划考完试再做实验。结果期末考后，因为实验进程耽误了急需补回，所以实验进程又从第二象限上升到了第一象限。长此以往，学生会一直处于处理第一象限事务的状态中，焦虑，忙于收拾残局，做事效率不高、效果不佳等。因此，编者建议学生在接触科研的初期就养成良好的习惯，以便将来能高效地分配时间和处理科研任务。

二、目标和计划的设定方法

学生应尽量把主要时间和精力放在处理第二象限事情上，以减少其上升为第一象限事情的概率，而完成这些事往往有更深远的影响。那么，如何在众多事务中正确判断和分类第二象限呢？这就需要确立正确的大学生活目标并规划大学生活。以下介绍用大学生活分析法（university life analytic counseling，ULAC）来帮助学生实现设定目标和计划。

（一）ULAC 法实施步骤

大学生活分析法是笔者受日本松原达哉教授于 20 世纪 80 年代中期创立的生活分析法（life analytic counseling）的启发，结合现阶段大学生的生活特点转化而来的。该时间管理方法通过学生对自身的大学目标进行分析和规划，帮助其进行有效的时间管理，以达到科学地利用时间。实施步骤如下：

1. **把学习生活的目标写在便签纸上**　将目标按学习、科研、健康、兴趣等进行分类,遇到不知道怎么分类的,放在其他组别里,把分类写在另一个颜色的便签纸上。

2. **在子标签纸上罗列达成目标必须完成的事情**　此步骤要点:所写内容是所有能达成目标的方法,写得越具体越好,如学习标签,要达成学习目标包括学好公共必修课、专业必修课和专业选修课等。

3. **根据目标的重要性进行划分**　按照目标标签的重要性,将标签按照重要性高低进行排序,即按照最重要、次重要等以此类推,从左到右排序(图10-3-2)。

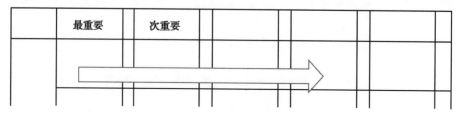

图10-3-2　大学生活重要性评分

4. **根据子标签上的内容制作日程图**　按照子标签上内容的紧急度进行评分,从100分、90分、80分依次递减,并进行高低排序(图10-3-3)。制作好日程图,可将已完成的事情用笔划掉。

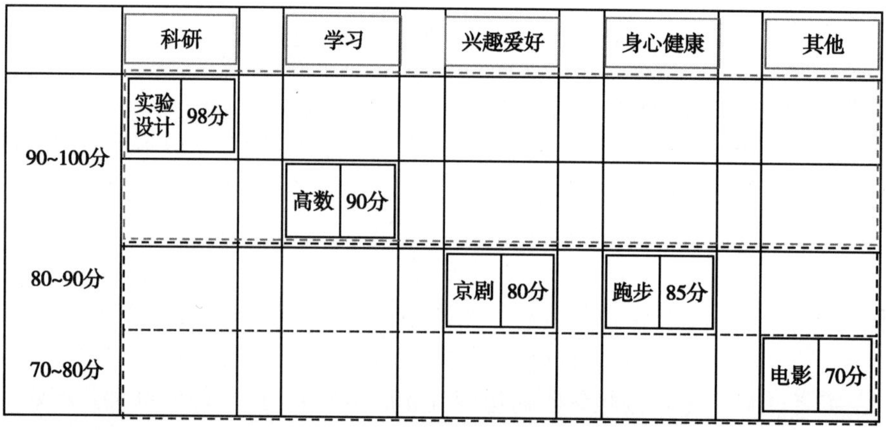

	科研	学习	兴趣爱好	身心健康	其他
90~100分	实验设计 98分				
		高数 90分			
80~90分			京剧 80分	跑步 85分	
70~80分					电影 70分

图10-3-3　大学生活分析日程图示例

5. **为重要目标制作计划表**　选择目标标签和子标签的高分项将其作为重要目标,制作日程表。以学生进行科研为例,如学生的重要目标是进行一项科研实验并撰写论文,则可以制作每月执行计划表(图10-3-4)。

6. **评价与反省**　此步骤要求学生定期检查自己的完成度,明确计划是否完成。若推后计划,则要加紧步伐。每个阶段结束后,应再次整理归纳,并制作新的计划表和日程图。

(二)ULAC法的特点

1. **自我洞察**　该方法是通过对目标的整理来理清思路,帮助学生分清楚既紧急又重要的事和重要但不紧急的事,以合理分配自己的精力和时间。

2. **个性化**　该方法重视学生个体的差异,如学生觉得积累科研经验、提升科研素质比获得奖学金更重要,则会把科研放在第一位,获得奖学金放在第二位。

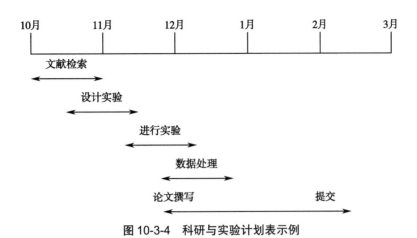

图 10-3-4　科研与实验计划表示例

3. **反馈**　及时对计划进行阶段性总结,一方面可增强自我肯定,强化动机,另一方面可查缺补漏。

4. **视觉化**　该方法是用图表的形式展现,一目了然,便于随时查看。

（三）ULAC 法的启发

ULAC 法是众多时间管理方法中的一种,类似的方法还有很多,如番茄工作法、费曼学习法、晨间日记工作法等,这里不一一列举。这几种方法的核心都是帮助学生在面对丰富的大学生活时正确判断哪些事情属于时间四象限中的第一、第二象限,哪些事情属于第三、第四象限,然后在这四个象限中确定两项最重要的目标。策略如下:

1. 制作日程图和计划表,把学习和科研放在第二象限,确立主要目标。

2. 每天减少做第三和第四象限的事情,坚持按照计划学习和做实验,如每天课前预习、认真上课、课后复习,及时整理实验结果。

3. 在期末考试的紧张阶段,应注意平衡好与研究工作的关系,在确保考试成绩的基础上,不轻易中断研究工作,确保研究课题顺利进行。

4. 定期对照整理,把滞后的部分加紧补回,减少第二象限的事情发展到第一象限的情况。

学生在本科阶段进行学习和科研的关键是在丰富的大学学习生活中分清轻重缓急,实事求是,遵守当初制订的计划,谨记自己所做的时间敏感性任务,做到持之以恒以及自律,最终达成目标。

第四节　自　我　调　节

学生进行科研活动时,可能会遇到各种不愉快的事情,例如实验不顺利,与导师的关系处理不好,或与团队其他成员关系不好,这时候容易产生无助感和孤独感,造成情绪低落、沮丧。若得不到及时有效的释放和缓解,则会产生焦虑、急躁、抑郁、恐惧等,从而引发心理问题。本节介绍七种自我调节的方法,学生可以选择适合自己的方法进行自我调节,重新振作。

1. **自我认知法**　在实验过程中,应摒弃非理性观念,科学合理地认知和评价自我,才能不断完善自我。科学认知自我包括对自己的身体状况、心理状态和社会状态的正确合理的认知。常用的自我认知方法有内省法和 360 度评估法两种。

（1）内省法：内省法就是自我反省，全面、客观以及辩证地反思自己的行为、情绪、能力和性格，特别是从身体反应中反省，有助于正确自我认知的形成。

（2）360 度评估法：通过收集自己身边的人，包括与自身关系紧密或来自不同层面的人对自己的评价信息，形成全面的自我认知。其中，可以通过比较评估和他人评估这两种方式来进行。比较评估就是把自己和他人进行比较，认清自己在人群中的位置，以便认识到自己的优点和不足。将现在的自己跟过去的自己进行比较，发现自己的进步或退步。将现实的自己与理想的自己进行比较，发现自己还有哪些地方需要努力，从而明确未来努力的方向。他人评估就是通过了解自己的亲人、老师、朋友对自己的评价和态度，从他人的角度来认识自我。当然，他人评估具有一定的片面性，只能作为参考依据。

2. 自我激励法　通过积极的自我暗示和激励进行心理调节，用内部语言提醒和安慰自己，强化自信。如在心里默念加油、会成功的、我一定行、一切都会过去等，积极进行自我塑造，实现自我超越，将自己的能力进行最大程度的发挥。

3. 自我安慰法　在实验过程中遇到失败是不可避免的事，如果已经尽最大的努力仍然无法取得成功，就要根据客观条件，在导师指导下对实验目标、实验设计等进行调整，并鼓励自己，肯定自己的付出，接受自己的全部（无论优点、缺点）。也可以记下最近一年内自己做得比较成功和满意的事情，并庆祝胜利，肯定自己的能力，有利于重新找回自信。

4. 合理宣泄法　在科研过程中感到焦虑、抑郁时，切忌把负面情绪压于心底，应该通过各种途径适当释放，如请教老师等长辈、与朋友谈心等，有利于缓解压抑情绪。或者大哭一场，宣泄负面情绪，也可以进行登山等运动，获得高峰体验，增进自我肯定，达到内心和谐，身心愉悦。注意：宣泄要以不打扰他人为前提。

5. 注意转移法　在实验遇到失败，文章遇到拒稿，感到悲观失望时，可以将自己的注意力、情感和精力暂时转移到其他活动中，以避免负面情绪蔓延。如当心理问题发生时，可以选择做一些自己喜欢的事情，看励志的电影或书籍，转移注意力，等心情平复后，再考虑实验和文章。

6. 交往调节法　每个人在社会上都不能不与人交往，这是人的社会性需要。当心情郁闷，可以多与他人交流，从而缓解压力，调节心情。

7. 放松疗法　放松疗法又称为放松训练，是按一定的练习程序，有意识地控制或调节自己身心的活动，如在紧张时采取深呼吸的方法可以缓解紧张，在结束一天的学习和科研活动后，睡前听一些轻柔的音乐，进行静坐冥想或自我催眠，可以减少精神和躯体的紧张，有助提升睡眠质量。

（许俊卿　黎　琳）

参 考 文 献

1. 理查德·格里格，菲利普·津巴多. 心理学与生活. 16 版. 王垒，王甦，等译. 北京：人民邮电出版社，2005.

2. 张丽芳，郑静. 心灵成长之旅——大学生积极心理指导与训练. 北京：中国人民大学出版社，2017.

3. 许素萍，吕冬诗. 大学生朋辈心理辅导——交往·互助·成长. 北京：科学出版社，2016.

4. 印波. 科研伦理与学术规范：《高等学校预防与处理学术不端行为办法》一百问. 北京：法律出版社，2018.

5. 颜光美. 高校辅导员心理辅导技能培训教程. 广州：中山大学出版社，2017.

6. C.R. 斯奈德，沙恩·洛佩斯. 积极心理学：探索人类优势的科学与实践. 王彦，席居哲，王艳梅，译. 北京：人民邮电出版社，2013.

7. 刘嵋. 心理健康教育. 2版. 北京：清华大学出版社, 2019.

8. 朱坚强. 大学生心理辅导与体验. 上海：上海教育出版社, 2015.

9. 樊富珉, 费俊峰. 大学生心理健康十六讲. 北京：高等教育出版社, 2013.

10. 史蒂芬·柯维. 高效能人士的七个习惯. 高新勇, 王亦兵, 葛雪蕾, 译. 北京：中国青年出版社, 2018.

附录一　EndNote 导入文献题录的方法

　　EndNote 中导入文献题录的方法很多，最常用的是过滤器导入和手动导入 PDF 全文，这两种方法的详细操作如下。

一、过滤器导入

　　1. 在文献检索网站输入检索词，以 PubMed 为例，在检索到的文献题录列表中选择需要导入到 EndNote 的文献题录，点击"Send to"，选择"File"，然后选择"MEDLINE"（附录图 1-1-1）。

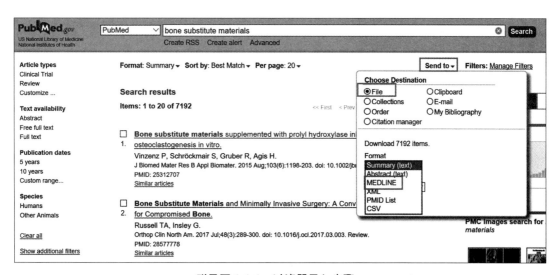

附录图 1-1-1　过滤器导入步骤一

　　2. 打开 EndNote，点击菜单栏"File"，在下拉菜单中选择"Import"，点击"File"，打开导入对话框（附录图 1-1-2）。

　　3. 在"Import"处选择"PubMed Central（NLM）"过滤器，如果没有的话就从"Other filters..."处选择。其他的按照默认设置即可，最后点击"Import"完成导入（附录图 1-1-3）。

　　此外，还可以在检索结果列表直接点击目标文献题录，进入文献摘要页面，点击"引用"，在下拉页面中选择"EndNote"，此时网页会自动弹出下载页面，选择"直接打开"即可将该文献题录直接导入到 EndNote 当中。

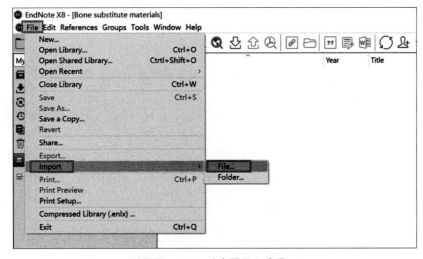

附录图 1-1-2　过滤器导入步骤二

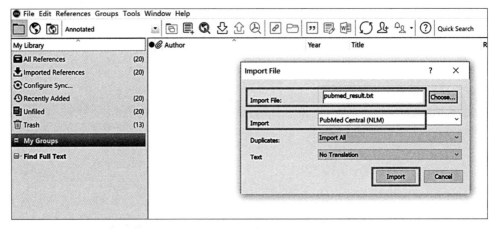

附录图 1-1-3　过滤器导入步骤三

二、手动导入PDF全文

如果在使用 EndNote 前已经下载了很多文献全文，比如 PDF 全文，重新在数据库中搜索文献，然后导入 EndNote 无疑会非常费时费力。EndNote 的全文导入工具可以方便地将这些题录信息导入软件，然后借助题录更新补充题录的其他信息。其具体步骤如下：

1. 点击菜单栏"File"，在下拉菜单中选择"Import"，选择"File"，打开导入对话框（附录图 1-1-2）。

2. 在"Import"处选择"PDF"，其他选项按照默认设置，最后点击"Import"完成导入（附录图 1-1-4）。导入 PDF 全文时要注意 EndNote 不能正确识别部分中文文献，因此不是所有的 PDF 文件都能正确导入。EndNote 导入 PDF 全文的原理是 DOI 编码识别，没有 DOI 编码的全文无法正确导入。

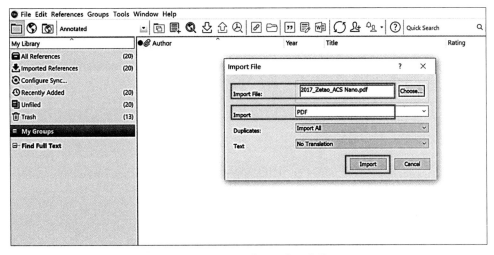

附录图 1-1-4　手动导入全文步骤二

附录二　危险化学品目录

常见易制毒化学品	第一类	1-苯基-2-丙酮、3,4-亚甲基二氧苯基-2-丙酮、胡椒醛、黄樟素、黄樟油、异常黄樟素、N-乙酰邻氨基苯酸、邻氨基苯甲酸、麦角酸、麦角胺、麦角新碱、麻黄素、伪麻黄素、消旋麻黄素、去甲麻黄素、甲基麻黄素、麻黄浸膏、麻黄浸膏粉等
	第二类	苯乙酸、醋酸酐、三氯甲烷、乙醚、哌啶
	第三类	甲苯、丙酮、甲基乙基酮、高锰酸钾、硫酸、盐酸
常见剧毒化学品		汞盐、氧化汞、氰化钾、氰化钠、三氧化二砷、五氧化二砷、马钱子碱、乌头碱、丙腈、甲胺磷、五氯苯酚、锇酸酐、2-甲基-4,6-二硝基酚、氯气、氯甲基甲醚、异氰酸甲酯、2-氯乙醇、丙炔醇、五羰基铁、叠氮化钠等
常见致癌物		铅或含铅化合物、环氧丙烷、磷化铟、苯乙烯、氧化苯乙烯、二氯甲烷、三氯乙烯、汞、铍、镉、碘甲烷、过氧化物、硫酸二甲酯、甲醛、苯、苯并芘、己烷、偶氮化合物、石棉、溴化乙锭（EB）、亚硝酸类、芳香胺类等

附录三 易制爆危险化学品名录（2017年版）

（中华人民共和国公安部编制）

序号		品名	别名	CAS 号	主要的燃爆危险性分类
1. 酸类	1.1	硝酸		7697-37-2	氧化性液体，类别3
	1.2	发烟硝酸		52583-42-3	氧化性液体，类别1
	1.3	高氯酸（浓度＞72%）	过氯酸	7601-90-3	氧化性液体，类别1
		高氯酸（浓度50%～72%）			氧化性液体，类别1
		高氯酸（浓度≤50%）			氧化性液体，类别2
2. 硝酸盐类	2.1	硝酸钠		7631-99-4	氧化性固体，类别3
	2.2	硝酸钾		7757-79-1	氧化性固体，类别3
	2.3	硝酸铯		7789-18-6	氧化性固体，类别3
	2.4	硝酸镁		10377-60-3	氧化性固体，类别3
	2.5	硝酸钙		10124-37-5	氧化性固体，类别3
	2.6	硝酸锶		10042-76-9	氧化性固体，类别3
	2.7	硝酸钡		10022-31-8	氧化性固体，类别2
	2.8	硝酸镍	二硝酸镍	13138-45-9	氧化性固体，类别2
	2.9	硝酸银		7761-88-8	氧化性固体，类别2
	2.10	硝酸锌		7779-88-6	氧化性固体，类别2
	2.11	硝酸铅		10099-74-8	氧化性固体，类别2
3. 氯酸盐类	3.1	氯酸钠		7775-09-9	氧化性固体，类别1
		氯酸钠溶液			氧化性液体，类别3*
	3.2	氯酸钾		3811-04-9	氧化性固体，类别1
		氯酸钾溶液			氧化性液体，类别3*
	3.3	氯酸铵		10192-29-7	爆炸物，不稳定爆炸物
4. 高氯酸盐类	4.1	高氯酸锂	过氯酸锂	7791-03-9	氧化性固体，类别2
	4.2	高氯酸钠	过氯酸钠	7601-89-0	氧化性固体，类别1
	4.3	高氯酸钾	过氯酸钾	7778-74-7	氧化性固体，类别1
	4.4	高氯酸铵	过氯酸铵	7790-98-9	爆炸物，1.1项 氧化性固体，类别1
5. 重铬酸盐类	5.1	重铬酸锂		13843-81-7	氧化性固体，类别2
	5.2	重铬酸钠	红矾钠	10588-01-9	氧化性固体，类别2
	5.3	重铬酸钾	红矾钾	7778-50-9	氧化性固体，类别2
	5.4	重铬酸铵	红矾铵	7789-09-5	氧化性固体，类别2*

续表

序号		品名	别名	CAS 号	主要的燃爆危险性分类
6. 过氧化物和超氧化物类	6.1	过氧化氢溶液(含量>8%)	双氧水	7722-84-1	(1)含量≥60%:氧化性液体,类别 1 (2)20%≤含量<60%:氧化性液体,类别 2 (3)8%<含量<20%:氧化性液体,类别 3
	6.2	过氧化锂	二氧化锂	12031-80-0	氧化性固体,类别 2
	6.3	过氧化钠	双氧化钠,二氧化钠	1313-60-6	氧化性固体,类别 1
	6.4	过氧化钾	二氧化钾	17014-71-0	氧化性固体,类别 1
	6.5	过氧化镁	二氧化镁	1335-26-8	氧化性液体,类别 2
	6.6	过氧化钙	二氧化钙	1305-79-9	氧化性固体,类别 2
	6.7	过氧化锶	二氧化锶	1314-18-7	氧化性固体,类别 2
	6.8	过氧化钡	二氧化钡	1304-29-6	氧化性固体,类别 2
	6.9	过氧化锌	二氧化锌	1314-22-3	氧化性固体,类别 2
	6.10	过氧化脲	过氧化氢尿素,过氧化氢脲	124-43-6	氧化性固体,类别 3
	6.11	过乙酸(含量≤16%,含水≥39%,含乙酸≥15%,含过氧化氢≤24%,含有稳定剂)	过醋酸,过氧乙酸,乙酰过氧化氢	79-21-0	有机过氧化物,F 型
		过乙酸(含量≤43%,含水≥5%,含乙酸≥35%,含过氧化氢≤6%,含有稳定剂)			易燃液体,类别 3,有机过氧化物,D 型
	6.12	过氧化二异丙苯(52%<含量≤100%)	二枯基过氧化物,硫化剂 DCP	80-43-3	有机过氧化物,F 型
	6.13	过氧化氢苯甲酰	过苯甲酸	93-59-4	有机过氧化物,C 型
	6.14	超氧化钠		12034-12-7	氧化性固体,类别 1
	6.15	超氧化钾		12030-88-5	氧化性固体,类别 1
7. 易燃物还原剂类	7.1	锂	金属锂	7439-93-2	遇水放出易燃气体的物质和混合物,类别 1
	7.2	钠	金属钠	7440-23-5	遇水放出易燃气体的物质和混合物,类别 1
	7.3	钾	金属钾	7440-09-7	遇水放出易燃气体的物质和混合物,类别 1
	7.4	镁		7439-95-4	(1)粉末:自热物质和混合物,类别 1 遇水放出易燃气体的物质和混合物,类别 2 (2)丸状、旋屑或带状:易燃固体,类别 2
	7.5	镁铝粉	镁铝合金粉		(1)遇水放出易燃气体的物质和混合物,类别 2 (2)自热物质和混合物,类别 1

续表

序号		品名	别名	CAS 号	主要的燃爆危险性分类
7. 易燃物还原剂类	7.6	铝粉		7429-90-5	（1）有涂层：易燃固体，类别1 （2）无涂层：遇水放出易燃气体的物质和混合物，类别2
	7.7	硅铝 硅铝粉		57485-31-1	遇水放出易燃气体的物质和混合物，类别3
	7.8	硫磺	硫	7704-34-9	易燃固体，类别2
	7.9	锌尘		7440-66-6	（1）自热物质和混合物，类别1 （2）遇水放出易燃气体的物质和混合物，类别1
		锌粉			（1）自热物质和混合物，类别1 （2）遇水放出易燃气体的物质和混合物，类别1
		锌灰			遇水放出易燃气体的物质和混合物，类别3
	7.10	金属锆	锆粉	7440-67-7	易燃固体，类别2
		金属锆粉			（1）自燃固体，类别1 （2）遇水放出易燃气体的物质和混合物，类别1
	7.11	六亚甲基四胺	六甲撑四胺，乌洛托品	100-97-0	易燃固体，类别2
	7.12	1，2-乙二胺	1，2-二氨基乙烷，乙撑二胺	107-15-3	易燃液体，类别3
	7.13	一甲胺（无水）	氨基甲烷，甲胺	74-89-5	易燃气体，类别1
		一甲胺溶液	氨基甲烷溶液，甲胺溶液		易燃液体，类别1
	7.14	硼氢化锂	氢硼化锂	16949-15-8	遇水放出易燃气体的物质和混合物，类别1
	7.15	硼氢化钠	氢硼化钠	16940-66-2	遇水放出易燃气体的物质和混合物，类别1
	7.16	硼氢化钾	氢硼化钾	13762-51-1	遇水放出易燃气体的物质和混合物，类别1
8. 硝基化合物类	8.1	硝基甲烷		75-52-5	易燃液体，类别3
	8.2	硝基乙烷		79-24-3	易燃液体，类别3
	8.3	2，4-二硝基甲苯		121-14-2	
	8.4	2，6-二硝基甲苯		606-20-2	
	8.5	1，5-二硝基萘		605-71-0	易燃固体，类别1
	8.6	1，8-二硝基萘		602-38-0	易燃固体，类别1
	8.7	二硝基苯酚（干的或含水＜15%）		25550-58-7	爆炸物，1.1项
		二硝基苯酚溶液			
	8.8	2，4-二硝基苯酚（含水≥15%）	1-羟基-2，4-二硝基苯	51-28-5	易燃固体，类别1

序号		品名	别名	CAS 号	主要的燃爆危险性分类
8. 硝基化合物类	8.9	2,5- 二硝基苯酚（含水≥15%）		329-71-5	易燃固体，类别 1
	8.10	2,6- 二硝基苯酚（含水≥15%）		573-56-8	易燃固体，类别 1
	8.11	2,4- 二硝基苯酚钠		1011-73-0	爆炸物，1.3 项
9. 其他	9.1	硝化纤维素[干的或含水（或乙醇）<25%]	硝化棉	9004-70-0	爆炸物，1.1 项
		硝化纤维素（含氮≤12.6%，含乙醇≥25%）			易燃固体，类别 1
		硝化纤维素（含氮≤12.6%）			易燃固体，类别 1
		硝化纤维素（含水≥25%）			易燃固体，类别 1
		硝化纤维素（含乙醇≥25%）			爆炸物，1.3 项
		硝化纤维素（未改型的，或增塑的，含增塑剂<18%）			爆炸物，1.1 项
		硝化纤维素溶液（含氮量≤12.6%，含硝化纤维素≤55%）	硝化棉溶液		易燃液体，类别 2
	9.2	4,6- 二硝基 -2- 氨基苯酚钠	苦氨酸钠	831-52-7	爆炸物，1.3 项
	9.3	高锰酸钾	过锰酸钾，灰锰氧	7722-64-7	氧化性固体，类别 2
	9.4	高锰酸钠	过锰酸钠	10101-50-5	氧化性固体，类别 2
	9.5	硝酸胍	硝酸亚氨脲	506-93-4	氧化性固体，类别 3
	9.6	水合肼	水合联氨	10217-52-4	
	9.7	2,2- 双（羟甲基）1,3- 丙二醇	季戊四醇，四羟甲基甲烷	115-77-5	

注：1. 各栏目的含义

序号：《易制爆危险化学品名录》（2017 年版）中化学品的顺序号。

品名：根据《化学命名原则》（1980）确定的名称。

别名：除品名以外的其他名称，包括通用名、俗名等。

CAS 号：是美国化学文摘社（chemical abstract service，CAS）对化学品的唯一登记号，是检索化学物质有关信息资料最常用的编号。

主要的燃爆危险性分类：根据《化学品分类和标签规范》系列标准（GB 30000.2—2013～GB 30000.29—2013）等国家标准，对某种化学品燃烧爆炸危险性进行的分类。

2. 除列明的条目外，无机盐类同时包括无水和含有结晶水的化合物。混合物之外无含量说明的条目是指该条目的工业产品或者纯度高于工业产品的化学品。

3. 标记 * 的类别是指在有充分依据的条件下，该化学品可以采用更严格的类别。

附录四　实验动物管理条例

（2017 年 3 月 1 日修订版）

第一章　总则

第一条

为了加强实验动物的管理工作，保证实验动物质量，适应科学研究、经济建设和社会发展的需要，制定本条例。

第二条

本条例所称实验动物，是指经人工饲育，对其携带的微生物实行控制，遗传背景明确或者来源清楚的，用于科学研究、教学、生产、检定以及其他科学实验的动物。

第三条

本条例适用于从事实验动物的研究、保种、饲育、供应、应用、管理和监督的单位和个人。

第四条

实验动物的管理，应当遵循统一规划、合理分工，有利于促进实验动物科学研究和应用的原则。

第五条

国家科学技术委员会主管全国实验动物工作。

省、自治区、直辖市科学技术委员会主管本地区的实验动物工作。

国务院各有关部门负责管理本部门的实验动物工作。

第六条

国家实行实验动物的质量监督和质量合格认证制度。具体办法由国家科学技术委员会另行制定。

第七条

实验动物遗传学、微生物学、营养学和饲育环境等方面的国家标准由国家技术监督局制定。

第二章　实验动物的饲育管理

第八条

从事实验动物饲育工作的单位，必须根据遗传学、微生物学、营养学和饲育环境方面的标准，定期对实验动物进行质量监测。各项作业过程和监测数据应有完整、准确的记录，并建立统计报告制度。

第九条

实验动物的饲育室、实验室应设在不同区域，并进行严格隔离。

实验动物饲育室、实验室要有科学的管理制度和操作规程。

第十条

实验动物的保种、饲育应采用国内或国外认可的品种、品系,并持有效的合格证书。

第十一条

实验动物必须按照不同来源,不同品种、品系和不同的实验目的分开饲养。

第十二条

实验动物分为四级:一级,普通动物;二级,清洁动物;三级,无特定病原体动物;四级,无菌动物。

对不同等级的实验动物,应当按照相应的微生物控制标准进行管理。

第十三条

实验动物必须饲喂质量合格的全价饲料。霉烂、变质、虫蛀、污染的饲料,不得用于饲喂实验动物。直接用作饲料的蔬菜、水果等,要经过清洗消毒,并保持新鲜。

第十四条

一级实验动物的饮水,应当符合城市生活饮水的卫生标准。二、三、四级实验动物的饮水,应当符合城市生活饮水的卫生标准并经灭菌处理。

第十五条

实验动物的垫料应当按照不同等级实验动物的需要进行相应处理,达到清洁、干燥、吸水、无毒、无虫、无感染源、无污染。

第三章　实验动物的检疫和传染病控制

第十六条

对引入的实验动物,必须进行隔离检疫。

为补充种源或开发新品种而捕捉的野生动物,必须在当地进行隔离检疫,并取得动物检疫部门出具的证明。野生动物运抵实验动物处所,需经再次检疫,方可进入实验动物饲育室。

第十七条

对必须进行预防接种的实验动物,应当根据实验要求或者按照《中华人民共和国动物防疫法》的有关规定,进行预防接种,但用作生物制品原料的实验动物除外。

第十八条

实验动物患病死亡的,应当及时查明原因,妥善处理,并记录在案。

实验动物患有传染性疾病的,必须立即视情况分别予以销毁或者隔离治疗。对可能被传染的实验动物,进行紧急预防接种,对饲育室内外可能被污染的区域采取严格消毒措施,并报告上级实验动物管理部门和当地动物检疫、卫生防疫单位,采取紧急预防措施,防止疫病蔓延。

第四章　实验动物的应用

第十九条

应用实验动物应当根据不同的实验目的,选用相应的合格实验动物。申报科学研究课题和鉴定科学研究成果,应当把应用合格实验动物作为基本条件。应用不合格实验动物取得的检定或者安全评价结果无效,所生产的制品不得使用。

第二十条

供应用的实验动物应当具备下列完整的资料:

(一)品种、品系及亚系的确切名称;

(二)遗传背景或其来源;

(三)微生物检测状况;

(四)合格证书;

(五)饲育单位负责人签名。

无上述资料的实验动物不得应用。

第二十一条

实验动物的运输工作应当有专人负责。实验动物的装运工具应当安全、可靠。不得将不同品种、品系或者不同等级的实验动物混合装运。

第五章 实验动物的进口与出口管理

第二十二条

从国外进口作为原种的实验动物,应附有饲育单位负责人签发的品系和亚系名称以及遗传和微生物状况等资料。

无上述资料的实验动物不得进口和应用。

第二十三条

出口实验动物必须报实验动物工作单位所在地省、自治区、直辖市人民政府科技行政管理部门审批。经批准后,方可办理出口手续。

第二十四条

进口、出口实验动物的检疫工作,按照《中华人民共和国进出境动植物检疫法》的规定办理。

第六章 从事实验动物工作的人员

第二十五条

实验动物工作单位应当根据需要,配备科技人员和经过专业培训的饲育人员。各类人员都要遵守实验动物饲育管理的各项制度,熟悉、掌握操作规程。

第二十六条

实验动物工作单位对直接接触实验动物的工作人员,必须定期组织体格检查。对患有传染性疾病,不宜承担所做工作的人员,应当及时调换工作。

第二十七条

从事实验动物工作的人员对实验动物必须爱护,不得戏弄或虐待。

第七章 奖励与处罚

第二十八条

对长期从事实验动物饲育管理,取得显著成绩的单位或者个人,由管理实验动物工作的部门给予表彰或奖励。

第二十九条

对违反本条例规定的单位,由管理实验动物工作的部门视情节轻重,分别给予警告、限期改进、责令关闭的行政处罚。

第三十条

对违反本条例规定的有关工作人员，由其所在单位视情节轻重，根据国家有关规定，给予行政处分。

第八章　附则

第三十一条

省、自治区、直辖市人民政府和国务院有关部门，可以根据本条例，结合具体情况，制定实施办法。

军队系统的实验动物管理工作参照本条例执行。

第三十二条

本条例由国家科学技术委员会负责解释。

第三十三条

本条例自发布之日起施行。